Leitsymptome in der Aurachirurgie Band 14

AF215199

Meiner Familie gewidmet.

Mathias Künlen

Leitsymptome in der
Aurachirurgie

Medizin im
21. Jahrhundert

Band 14

Impressum:
Herausgeber: IFA Institut für Aurachirurgie AG, Fürstentum Liechtenstein
Autor: Dr. Mathias Künlen
Layout: Carsten Kienle
Umschlaggestaltung: Dr. Mathias Künlen, Carsten Kienle
Internet: www.aurachirurgie.me
E-mail: info@aurachirurgie.me

© 2018
Herstellung und Verlag: BoD – Books on Demand, Norderstedt.
ISBN: 9783748129349

Bibliografische Information der Deutschen Nationalbibliothek

Die Deutsche Nationalbibliothek verzeichnet diese Publikation in der Deutschen National-
bibliografie; detaillierte bibliografische Daten sind im Internet über http://dnb.d-nb.de
abrufbar

1. Auflage 2018

HINWEIS: Wie jede Wissenschaft ist die Medizin ständigen Entwicklungen unterworfen.
Forschung und klinische Erfahrung erweitern unsere Erkenntnisse, insbesondere was die
Behandlung von Krankheiten anbelangt.

Herausgeber und Verlag haben große Sorgfalt darauf angewandt, dass alle Empfehlungen dem
aktuellen medizinischen Wissensstand entsprechen. Für Angaben von Applikationsformen und
Therapiehinweisen kann vom Autor und Verlag keine Gewähr übernommen werden. Jeder
Benutzer ist angehalten, durch sorgfältige Prüfung und gegebenenfalls nach Konsultation
eines Spezialisten festzustellen, ob die beschriebenen Therapiemöglichkeiten im konkreten
Fall anwendbar sind. Jede Therapieanwendung geschieht auf eigene Gefahr des Benutzers.
Autor und Verlag appellieren an jeden Benutzer, ihm etwa auffallende Ungenauigkeiten
mitzuteilen.

Inhalt

Einleitung

Dieses Buch illustriert Fallbeispiele der Aurachirurgie anhand von Leitsymptomen. Die Reihenfolge der Leitsymptome ist absichtlich ungeordnet bzw. nicht nach Fachrichtungen sortiert. Dies entspricht dem „täglichen Brot" des praktizierenden Aurachirurgen, indem die Patienten während eines Tages ganz unterschiedliche Beschwerden präsentieren. Die Fallbeschreibungen illustrieren, wie vielfach verschlungen die diagnostischen Pfade und differentialdiagnostischen Überlegungen sein können, bis letztlich eine wirksame Therapiemethode erkannt wird. Ausgehend von einem Leitsymptom werden die aurachirurgischen Untersuchungen am Patienten auch mithilfe der nicht-linearen Systemanalyse durchgeführt. Alle Fallbeispiele stehen exemplarisch für die Vorgehensweise in der energetisch-informatorischen Methode der Aurachirurgie, eine Vorgehensweise, die sich von der morphologisch orientierten Schulmedizin unterscheidet.

Aurachirurgie versteht sich als Ergänzung zu etablierten Medizinsystemen wie der Schulmedizin oder der Komplementärmedizin. Sie erhebt explizit keinen Anspruch auf Alleingültigkeit und sollte hinsichtlich ihrer Indikationsstellung stets vergleichend abgewogen und unter Umständen ergänzend angewendet werden.

Aurachirurgie hat inzwischen einen hohen wissenschaftlichen Standard erreicht, mit der Möglichkeit zur bildlichen Darstellung und gar quantitativen Messung von seelisch-geistigen Störungen. Sowohl im Rahmen der Diagnostik als auch insbesondere in der Vorabtestung von Therapieansätzen und in der Erfolgsmessung von aurachirurgischen Behandlungen gibt es beeindruckende Fortschritte des geistigen Heilens, wie man sie bis vor kurzer Zeit noch für unmöglich gehalten hätte. Mit den in diesem Buch gezeigten Verfahren und Methoden steht die Aurachirurgie den wissenschaftlichen Standards der westlichen Schulmedizin nicht mehr nach, im Gegenteil, sie führt in Bereiche des Heilens, von denen die Schulmedizin gegenwärtig weit entfernt ist. An dieser Stelle sei betont: Geistiges Heilen mittels Aurachirurgie beschreibt keine Wunderheilung. Die Wirksamkeit und der Erfolg der Aurachirurgie ist dem speziellen Zugang zum Patienten zu verdanken, einem klar definierten und exakt anwendbaren energetisch-informatorischen Weg.

Seit Jahren arbeite ich mit großer Begeisterung als Aurachirurg. Immer wieder bin ich beeindruckt, ja geradezu verblüfft, welch schlüssigen Erklärungen ich mit dieser Methode bei meinen Patienten für ganz unterschiedliche Symptome und Krankheitsbilder finde, und mit welcher Wirksamkeit ich zur Heilung beitragen kann.

Hinweis: Wenn in diesem Buch von „Arzt" die Rede ist, so wird dies verstanden im Sinne dessen, der heilt. Der Begriff umfasst somit auch Heilpraktiker, Therapeuten und Heiler. Dabei beinhaltet der Begriff „Arzt" sowohl den männlichen Arzt als auch die weibliche Ärztin. Ebenso bezieht sich der Begriff „Patient" auch auf „Patientin". Um die Lesbarkeit des Textes zu erhöhen, werden hier nur die männlichen Formen verwendet.

Ruggell, Liechtenstein im Dezember 2018.

Leitsymptome

In den folgenden Fallbeispielen finden sich zahlreiche Abbildungen der nicht-linearen Systemanalyse. Angezeigt werden immer zwei Bilder, das obere zeigt den Ausgangsbefund, das untere den Befund nach Invertierung eines Einflussfaktors, z.B. Elektrosmog. Eine Invertierung ist an sich noch keine Therapie, sondern dient nur zur diagnostischen Eingrenzung. Sie untersucht, ob sich der energetische Befund eines Organsystems verändert, sobald man einen Kausalfaktor aus der Betrachtung herausnimmt, z.B. einen Candida albicans als Kausalfaktor im Darm. Verbessert sich der energetische Befund bei nochmaliger NLS-Analyse durch Invertierung, so zeigt dies, dass dieser Kausalfaktor entsprechend verantwortlich zu machen ist für die schlechte energetische Ausstattung des jeweiligen Organs. Bleibt der Befund hingegen gleich oder verschlechtert sich gar, so bedeutet dies, der der angenommene Kausalfaktor keine Rolle spielt bzw. dass die Anfrage an das NLS-Analysesystem falsch formuliert ist. Durch Invertierung lassen sich viele Kausalfaktoren schnell und unkompliziert prüfen: Mikroorganismen wie Bakterien, Pilze, Protozoen oder Viren, allergene Substanzen, Nahrungsmittel, aber auch Medikamente, die dem Patienten testweise zugegeben oder auch weggenommen werden. Auf diese Weise lässt sich untersuchen, ob ein bereits gegebenes Medikament Nutzen bringt oder eher schadet. Gleichermaßen lässt sich evaluieren, was ein neu gegebenes Medikament entsprechend am Organsystem energetisch verändern würde.

Die Klassifikation geschieht durch farbliche Markierungen, entsprechend den Schulnoten, 1 ist die beste Note, 6 die schlechteste (helle Vielecke die Note 1, helle Kreise die Note 2, nach oben gerichtete Dreiecke die Note 3, nach unten gerichtete Dreiecke sind die Note 4, dunkle Rauten sind die Note 5, schwarze Vierecke sind die Note 6).

Gewichtsreduktion

Anamnese: Der 45-jährige Patient kommt in die Behandlung, obwohl ihm nach eigenem Bekunden eigentlich nichts fehlt. Seine Frau habe einen aurachirurgischen Behandlungstermin und ihn überredet mitzukommen, um sich ebenfalls untersuchen zu lassen. Er sei übergewichtig, müsse wohl mindestens 10 kg an Gewicht reduzieren, das sei im ihm klar, aber falle ihm doch sehr schwer. Der Stuhlgang sei auch nicht in Ordnung, er habe immer wieder sehr weichen Stuhlgang, vielfach schweren Durchfall.

Aurachirurgie: Bei der Inspektion der Zunge fällt ein dicker weißer Belag im Zungengrund auf, den der Patient selbst nicht kennt. Er gibt an, in der Vergangenheit zahlreiche Antibiotikatherapien gemacht zu haben, aus ganz unterschiedlichen Gründen, insbesondere bei Erkältungskrankheiten, weil ihm die Präparate dann vom Hausarzt verschrieben worden seien. Aber er esse seit langem auch gerne viele Süßigkeiten. Etwaige basische „Gesundheitsdrinks" nehme er keine zu sich, Magenschutzpräparate wie z.B. Pantoprazol kenne er nicht. In der aurachirurgischen Exploration finden sich keine karmischen Muster.

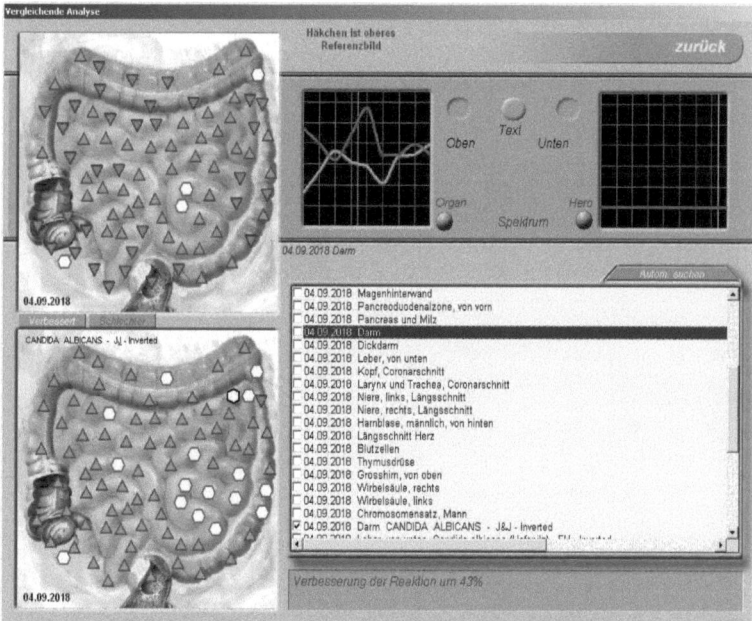

Abb. 1: *Darm: Energetische Störung, bei Invertierung von Candida albicans Verbesserung der energetischen Reaktion um 42%.*

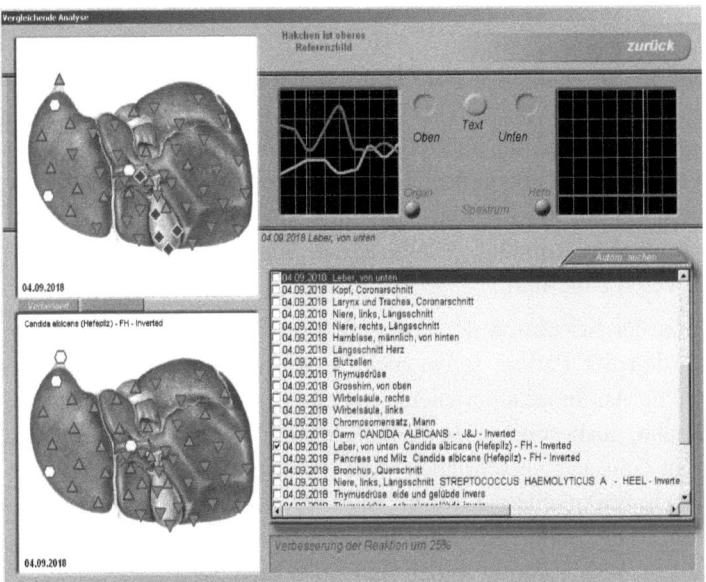

Abb. 2: *Leber von unten: Energetische Störung, bei Invertierung von Candida albicans Verbesserung der energetischen Reaktion um 25%.*

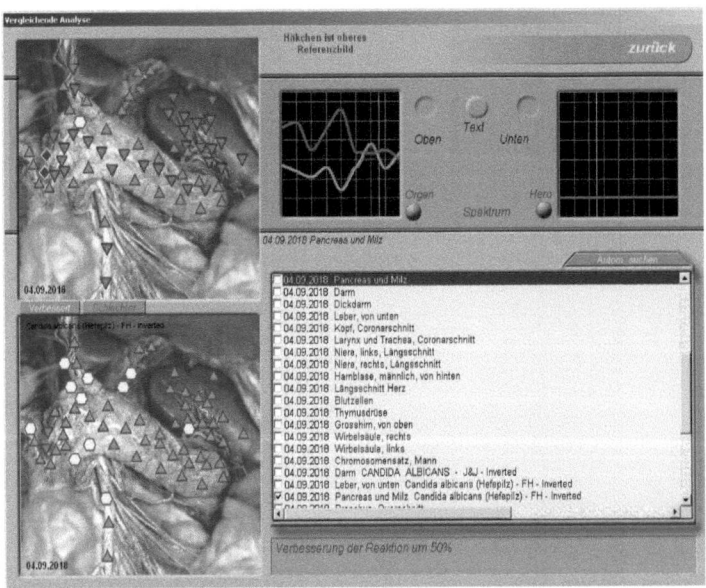

Abb. 3: *Pankreas und Milz: Energetische Störung, bei Invertierung von Armutsgelübde Verbesserung der energetischen Reaktion um 50%.*

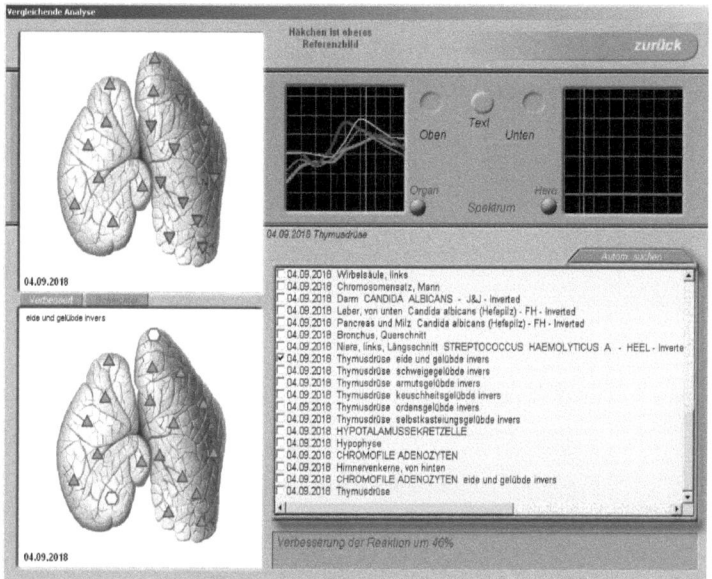

Abb. 4: *Thymusdrüse: Energetische Störung, bei Invertierung von Eide und Gelübde Verbesserung der energetischen Reaktion um 46%.*

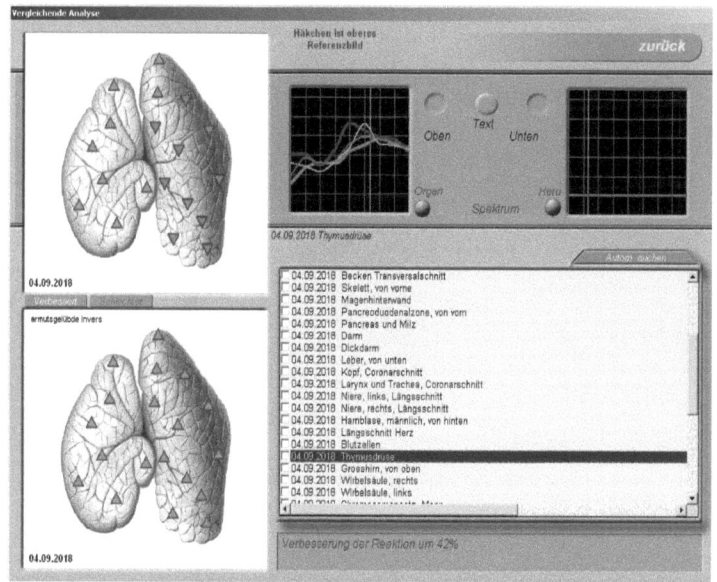

Abb. 5: *Thymusdrüse: Bei Invertierung von Armutsgelübde Verbesserung der energetischen Reaktion um 42%.*

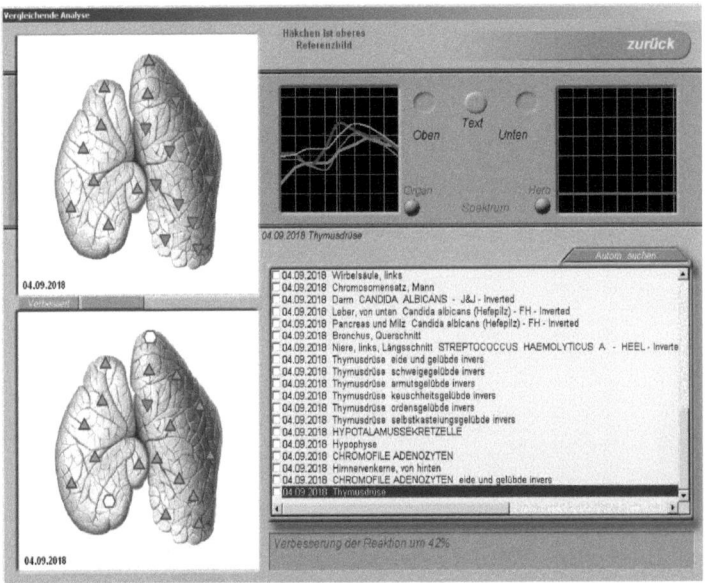

Abb. 6: *Thymusdrüse: Nach aurachirurgische Auflösungsprozedur Verbesserung der energetischen Reaktion um 42%.*

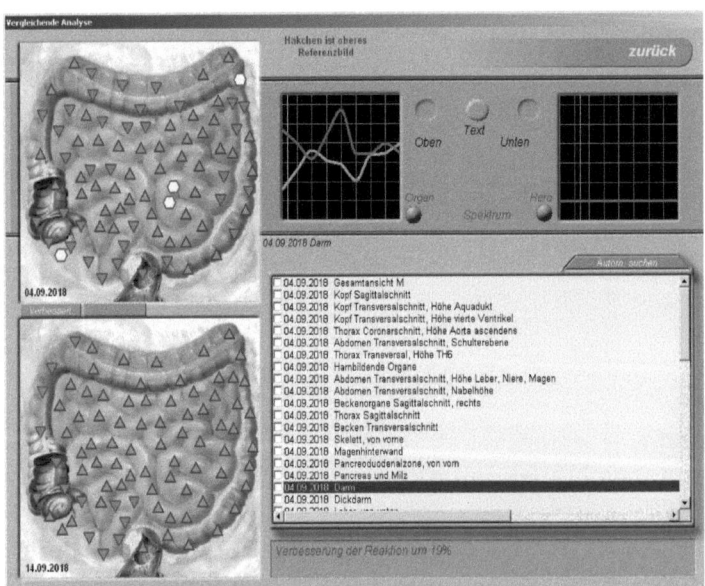

Abb. 7: *Darm: 10 Tage später Nachmessung, Verbesserung der energetischen Reaktion um 19% nach kohlenhydratarmer Ernährung.*

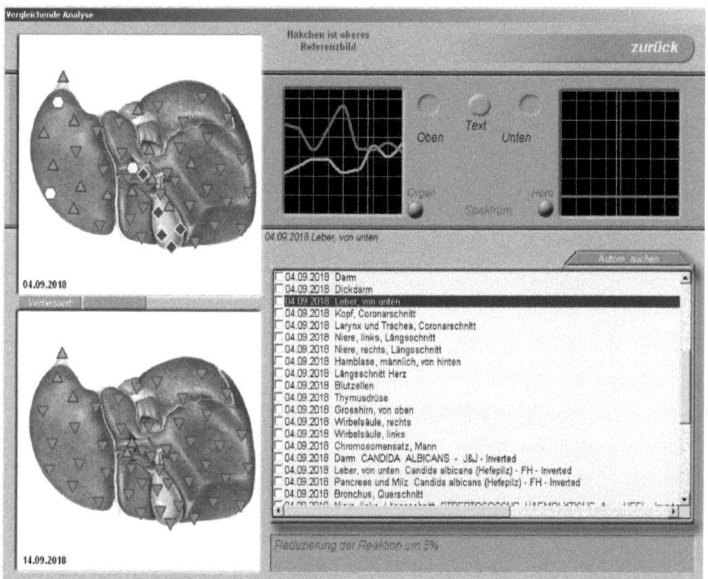

Abb. 8: *Leber von unten: 10 Tage später Nachmessung, Reduzierung der energetischen Reaktion um 5% gegenüber dem Ausgangsbefund.*

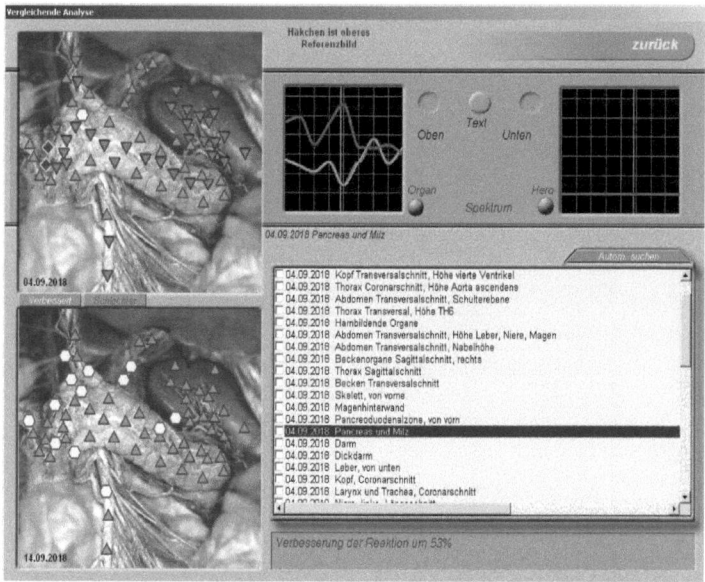

Abb. 9: *Pankreas und Milz: 10 Tage später Nachmessung, Verbesserung der energetischen Reaktion um 53% nach kohlenhydratarmer Ernährung.*

13

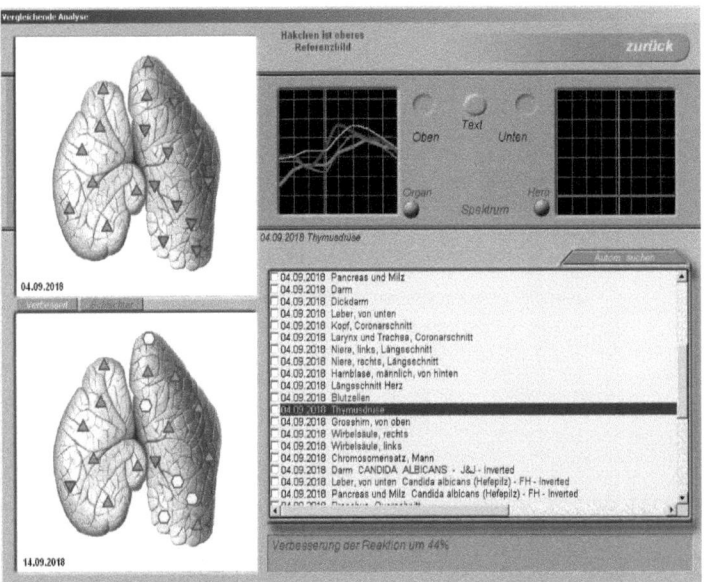

Abb. 10: *Thymusdrüse: 10 Tage später Nachmessung, Verbesserung der energetischen Reaktion um 44% gegenüber dem Ausgangsbefund.*

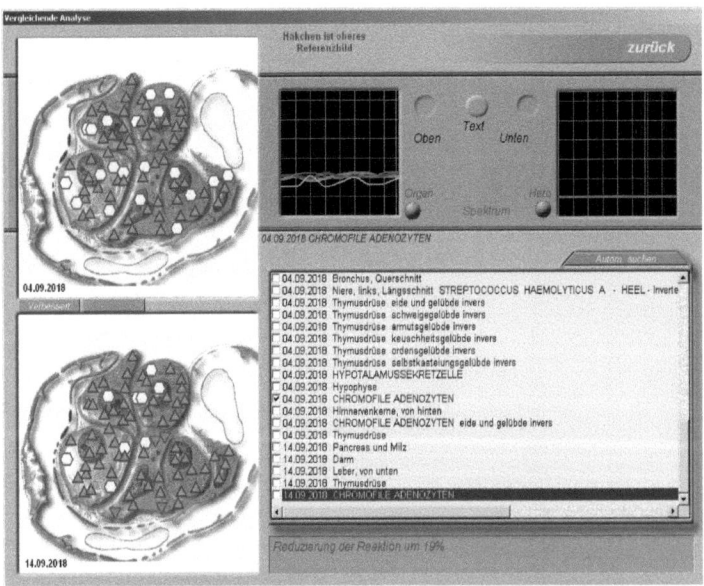

Abb. 11: *Chromophile Adenozyten: 10 Tage später Nachmessung, Reduzierung der energetischen Reaktion um 19% gegenüber dem Ausgangsbefund.*

Bewertung: Die häufigen Stuhlentleerungen resultieren zum einen aus der gestörten Resorption im Darm auf Grund des durch Candida albicans gestörten Mikrobioms, zum anderen besteht eine Pankreasinsuffizienz mit einer verminderten Sekretion der Pankreasenzyme[1], was zu einer verringerten enzymatischen Aufschlüsselung von Nahrungsbestandteilen und zu sog. Fettstühlen führt. Zusätzlich besteht noch ein Selbstkasteiungsgelübde und ein Armutsgelübde, messbar auf der Thymusdrüse und auf den chromophilen Adenozyten in der NLS-Analyse. Eine solche Konstellation von Gelübden führt nicht selten zu vermehrten Stuhlentleerungen, interpretierbar als der Wunsch des Unterbewusstseins nach Entleerung, Entsorgung und Einhaltung der Selbstkasteiung und der Armut als zentrale Seelenthemen. Nach aurachirurgischer Auflösung der Gelübde verbessert sich der energetische Befund der Thymusdrüse und der chromophilen Adenozyten deutlich. Es folgt eine Darmsanierung und die Nachmessung in der NLS-Analyse, was auch dort entsprechend verbesserte energetische Befunde im Darm, Pankreas und Milz aufweist. Interessanterweise verschlechtern sich die energetischen Befunde 10 Tage nach Beginn der Darmsanierung auf Leber und chromophilen Adenozyten, was typisch ist: Die Leber beginnt auf Grund der veränderten metabolischen Situation wieder an zu arbeiten und wird energetisch in besonderer Weise belastet, was dann auch zu entsprechend schlechter Stimmungslage führen kann, wie das jeder kennt, der schon einmal eine Fastenkur durchgeführt hat. Aus der chinesischen Medizin wissen wir um die Verbindung zwischen energetischer Leberstörung und der Emotion von Wut und Zorn. Diese schlechte Stimmung zeigt sich in der NLS-Analyse durch die energetische Störung auf den chromophilen Adenozyten. Im weiteren Verlauf verbessern sich diese Befunde aber, und auch die Stuhlentleerungen werden seltener und der gesamte Verdauung reguliert sich. Der Patient reduziert sein Gewicht über einige Wochen um 5 kg. Nebenbei sei erwähnt: Bei diesem Patienten findet sich kein Miasma Mycobacterium tuberculosis, was sonst bei übergewichtigen Personen häufig vorkommt.

---

[1] Unter dem Begriff Pankreasenzym werden alle Enzyme verstanden, welche vom exokrinen Teil der Bauchspeicheldrüse sezerniert werden. Das endokrine Pankreas hingegen sezerniert Hormone wie Insulin und Glucagon. Pankreasenzyme setzen sich wie folgt zusammen: Enzyme zur Eiweißspaltung (Proteasen): Trypsinogen, Chymotrypsinogen, Elastase, Enzyme zur Kohlenhydratspaltung: Alpha-Amylase, Ribonukleasen, Enzyme zur Fettspaltung: Pankreaslipase

Untergewicht

Anamnese: Patientin, 67 Jahre alt, kommt in die Behandlung wegen ihres seit Jahrzehnten bestehenden Untergewichts. Ebenfalls seit Jahrzehnten raucht sie etwa eine Packung Zigaretten pro Tag, wovon sie nicht loskommt.

Aurachirurgie: Wie in der NLS-Analyse zu sehen, besteht eine energetische Störung der Bronchien und der Langerhans'schen Inselzellen, im Vegetotest nachweisbar als eine Störung durch das Miasma von Mycobacterium tuberculosis mit einer Verbesserung des energetischen Befundes um 58% auf den Bronchien und um 43% auf den Langerhans'schen Inselzellen. In einem weiteren Vegetotest zeigt sich bei Zugabe von Nikotin eine Verbesserung des energetischen Befundes der Langerhans'schen Inselzellen um 26%. Das bedeutet, dass Nikotin in der Lage ist, die energetische Störung auf den Langerhans'schen Inselzellen, die durch das Miasma von Mycobacterium tuberculosis verursacht ist, mehr als zu kompensieren. Eine energetische Belastung auf den chromophilen Adenozyten oder der Thymusdrüse im Sinne eines Selbstkasteiungsgelübdes als mögliche Ursache des Untergewichts kann nicht nachgewiesen werden.

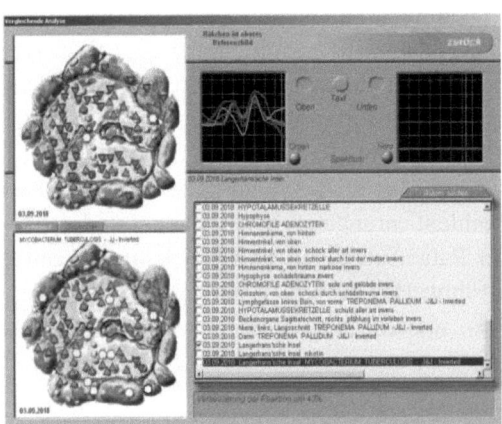

Abb. 12: Langerhanssche Inselzellen: Energetische Störung, bei Eingabe von Mycobacterium tuberculosis invers Verbesserung der Reaktion um 43%.

Bewertung: Nikotin wirkt als Kompensationsmechanismus bei einer bestehenden energetischen Störung auf den Langerhans'schen Inselzellen durch das Miasma von Mycobacterium tuberculosis. Es ist bekannt, dass Menschen, die zu rauchen aufhören, in kurzer Zeit häufig an Gewicht zulegen. Dabei wurde bislang immer argumentiert, das liege an einer Art von oraler Ersatzbefriedigung, indem die Zigaretten durch Nahrungsmittel ersetzt würden. Das ist aber zu kurz gedacht: Vielmehr reduzieren Zigaretten tatsächlich das Hungergefühl, allerdings über die energetisch-informatorische Beeinflussung der Langerhans'schen Inselzellen als Produktionsort von Insulin, wie dies mit Hilfe der NLS-Analyse eindrucksvoll nachgewiesen werden kann. Die zugrunde liegende Information der Auszehrung durch die Tuberkulose auf den Langerhans'schen Inselzellen bewirkt, dass das Unterbewusstsein zu Nahrungsaufnahme aufruft. Der Mensch ist in einem Vorleben an der tuberkulösen Auszehrung zugrunde gegangen und verhungert. Entsprechend versucht das Unterbewusstsein, ein erneute Auszehrung von vornherein zu verhindern, was in vielen Fälle tendenziell zu einem mitunter erheblichen Übergewicht führt. Der Versuch, das Gewicht willentlich zu reduzieren, wird, wie bereits früher ausgeführt, unmittelbar durch das Unterbewusstsein konterkariert, zumal die vermeintliche Gefahr einer erneuten Auszehrung besteht. Raucht die Person, führt dies zu einer Verbesserung der energetisch-informatorischen Situation auf den Langerhans'schen Inselzellen, das Hungergefühl lässt nach und das Unterbewusstsein kann „überlistet" werden. Selbst wenn die Person wenig isst, rebelliert das Unterbewusstsein nicht mehr, was dann in vielen Fällen in einem erheblichen Untergewicht resultiert. Zusätzlich muss in diesem Zusammenhang immer auch an ein mögliches Selbstkasteiungsgelübde gedacht werden, das es in der NLS-Analyse auf den entsprechenden Drüsenstrukturen (Thymusdrüse und chromophile Adenozyten) zu suchen gilt. Im vorliegenden Fall kann jedoch nichts gefunden werden, was beweist, dass allein schon die energetische Störung auf den Langerhansschen Inselzellen in Kombination mit dem Nikotinabusus ausreicht, um das Untergewicht aufrecht zu erhalten.

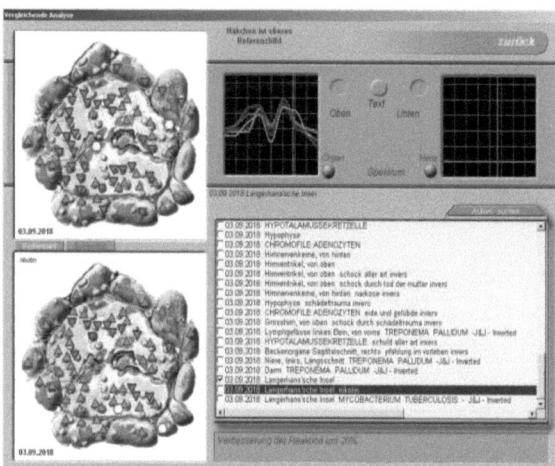

Abb. 13: *Langerhanssche Inselzellen: Bei Eingabe von Nikotin Verbesserung der Reaktion um 26% (Kompensation der energetischen Störung um 60%).*

Stirnkopfschmerz

Anamnese: Patientin, 52 Jahre alt, kommt in die Praxis wegen ihres sei Jahren bestehenden Stirnkopfschmerzes. Immer wieder habe sie ein eigenartiges Druckgefühl zwischen den Augen und im Stirnbereich. Die HNO-Untersuchung habe eine Nasenscheidewandverkrümmung ergeben, mit Abflussstörungen von Schleim aus den Nasennebenhöhlen.

Aurachirurgie: In der aurachirurgischen Exploration zeigt sich das karmische Muster der Medizinischen Versuche in Form von Nasentamponaden. Es ergibt sich eine deutliche Resonanz, sobald der Aurachirurg mit der Pinzette an der virtuellen Nasentamponade in der Aura zieht. Eindeutig gibt die Patientin an, wie sie den Druck in die Siebbeinzellen und in die Stirnhöhle hinein spürt. Nach Ziehen der Tamponaden ist die Resonanz beim Nachtesten schlagartig verschwunden.

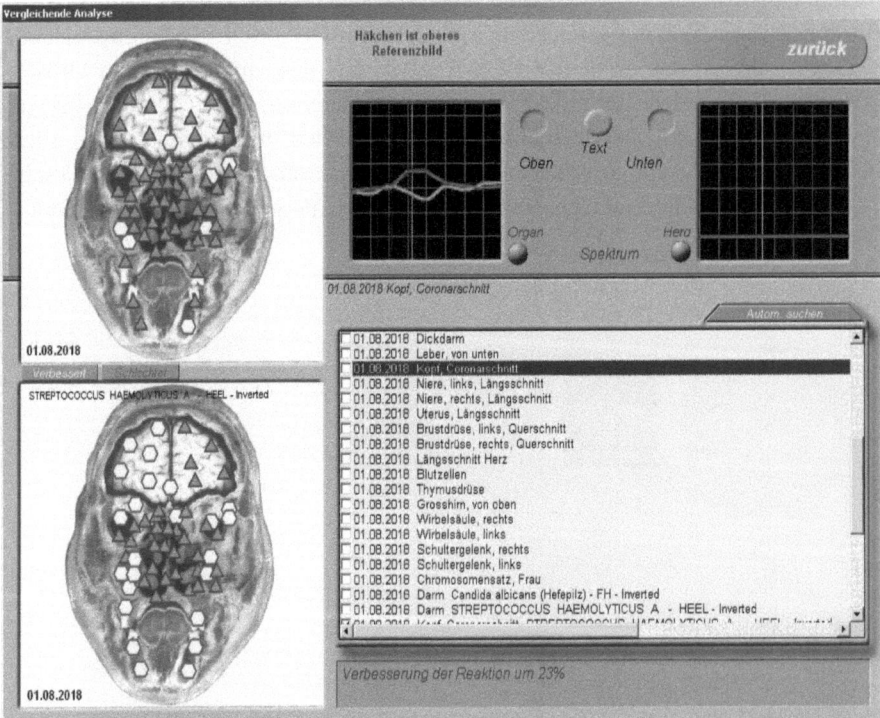

Abb. 14: Kopf Coronarschnitt: Was sich zunächst als energetisch durchaus guter Befund darstellt, kann durch Invertierung von Streptococcus haemolyticus nochmals deutlich gesteigert werden, nämlich um 23%.

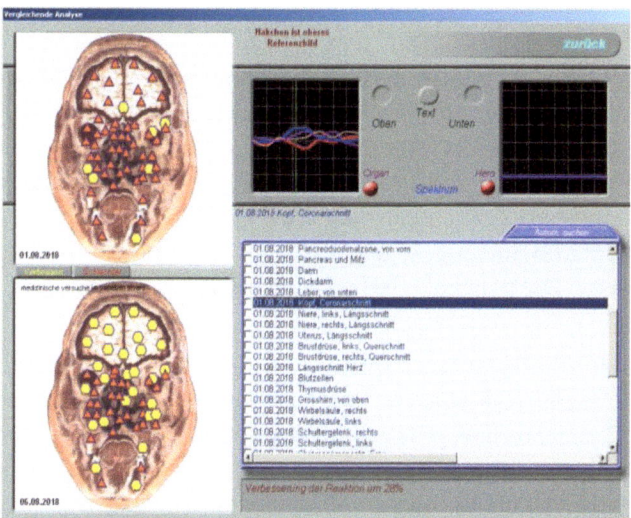

Abb. 15: *Kopf Coronarschnitt: Nachdem sich der Streptococcus haemolyticus nur auf energetisch vorbelastetes Gewebe ansiedelt, gilt es, auf das karmische Muster des Medizinischen Versuche zu testen, im vorliegenden Fall auf Nasentamponaden. Und hier zeigt die NLS-Analyse bei Invertierung von Medizinischen Versuche im Vorleben eine Verbesserung der Reaktion um 28%.*

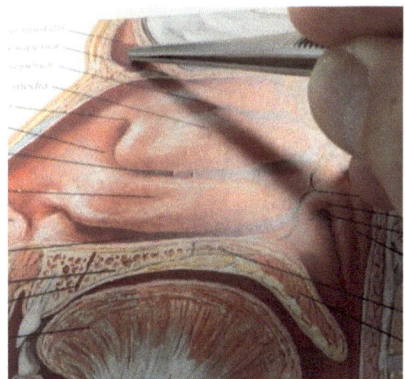

Abb. 16: *Stirnhöhle: Auch beim Druck mit der Pinzette auf die Stirnhöhle zeigt sich eine deutliche Resonanz, die nach Freimachen und Dehnung der Verbindungsgänge in den Nasenraum vollständig verschwindet.*

Bewertung: Nach Entfernung der Nasentamponaden ist die Nasenatmung erheblich verbessert und der Druck in der Stirnhöhle und in den Siebbeinzellen verschwunden.

Ausbleiben der Regelblutung

Anamnese: Patientin, 39 Jahre alt, kommt in die Behandlung wegen der seit 1,5 Jahren ausbleibenden Regelblutung. Bislang habe sie noch keine Kinder, die Familienplanung sei jedoch noch nicht abgeschlossen, insgeheim wünsche sie sich eigene Kinder. Sie sei glücklich verheiratet, bisherige Versuche, schwanger zu werden, seien jedoch nicht erfolgreich gewesen. Eine künstliche Befruchtung habe sie bislang noch nicht in Betracht gezogen. Mit Ihren 39 Jahren sei sie aber zu jung für eine Menopause. Die gynäkologische Untersuchung habe einen Normalbefund ergeben.

Aurachirurgie: In der aurachirurgischen Exploration zeigt sich das karmische Muster der Schwarzen Magie, insbesondere im Genitalbereich mit den dafür typischen Symptomen: Dysmenorrhoe, prämenstruelles Syndrom, Ovarialzysten und ein kleines Myom seit vier Jahren. Nach aurachirurgischer Entfernung des Drahtes zwischen den Beinen ist die Resonanz vollständig verschwunden.

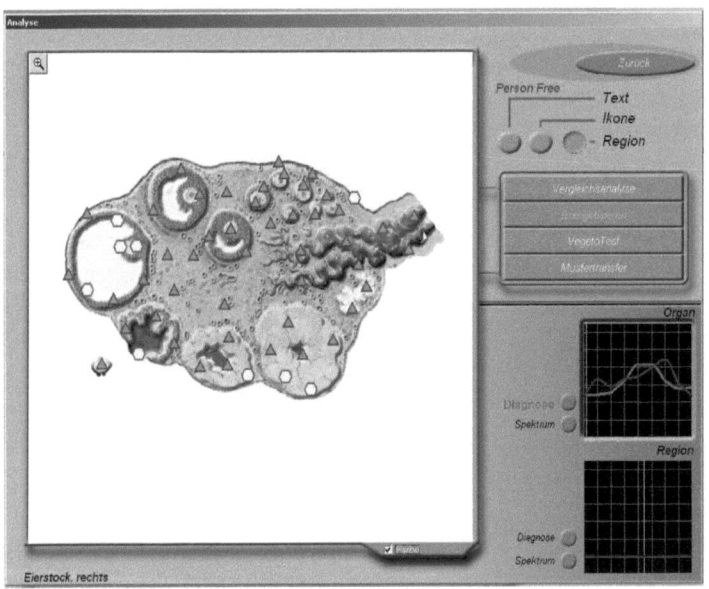

Abb. 17: *Ovarien: Auf beiden Ovarien zeigt sich ein unauffälliger energetischer Befund.*

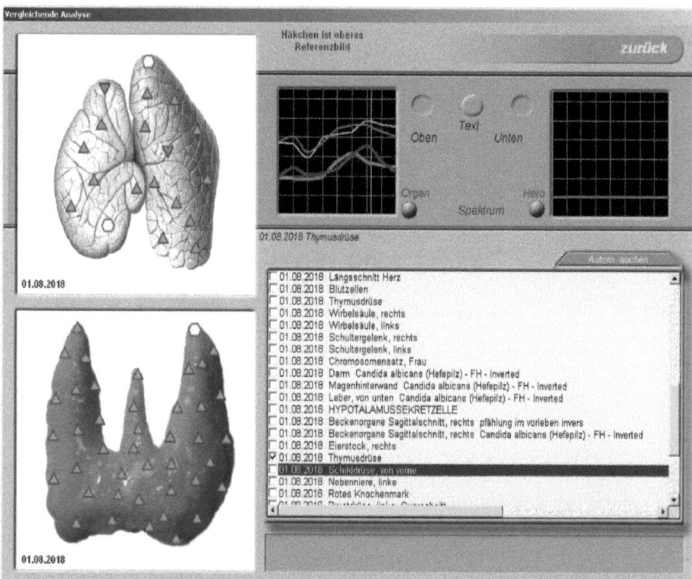

Abb. 18: *Thymusdrüse und Schilddrüse: Energetische Normalbefunde.*

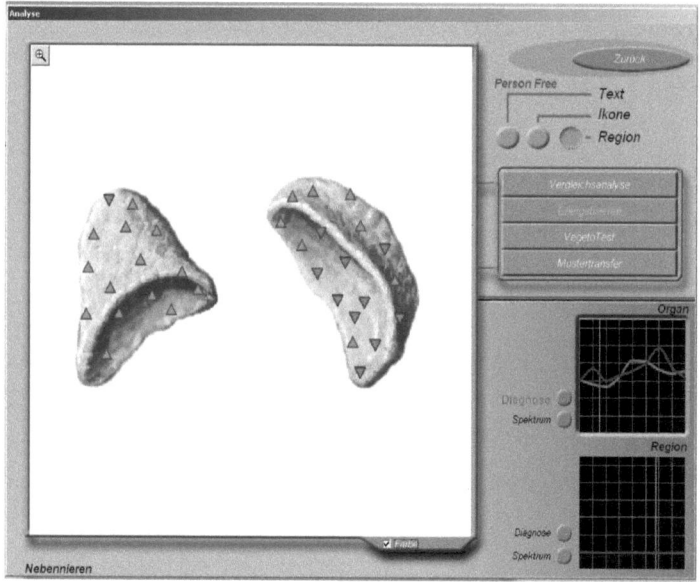

Abb. 19: *Nebennieren: Als Produktionsort von Geschlechtshormonen kommt den Nebennieren eine große Bedeutung zu. Auch hier zeigt sich ein energetischer Normalbefund, allenfalls diskrete energetische Schwächen links.*

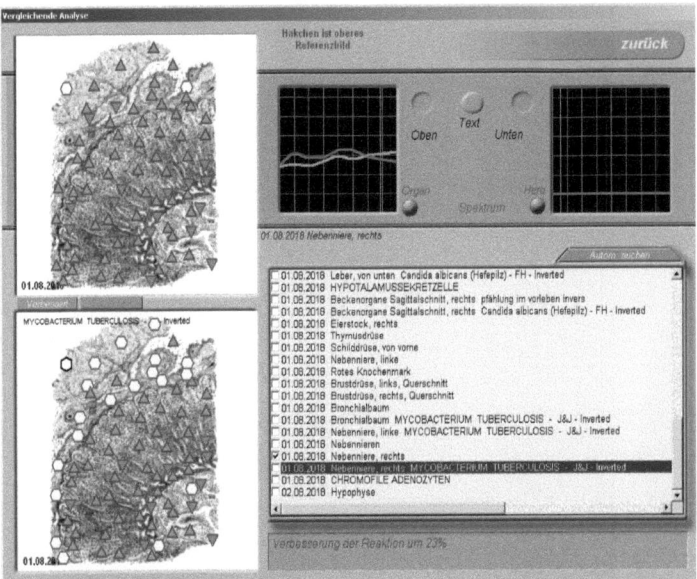

Abb. 20: *Nebennieren in der Detailansicht: Diskrete energetische Störung, bei Invertierung von Mycobacterium tuberculosis zeigt sich eine Verbesserung der Reaktion um 23%.*

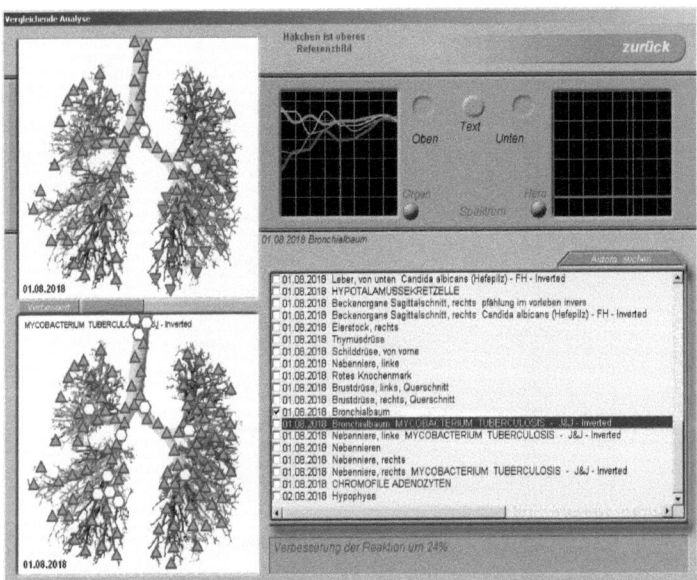

Abb. 21: *Bronchialbaum: Die Tuberkulose findet sich auch auf den Bronchien.*

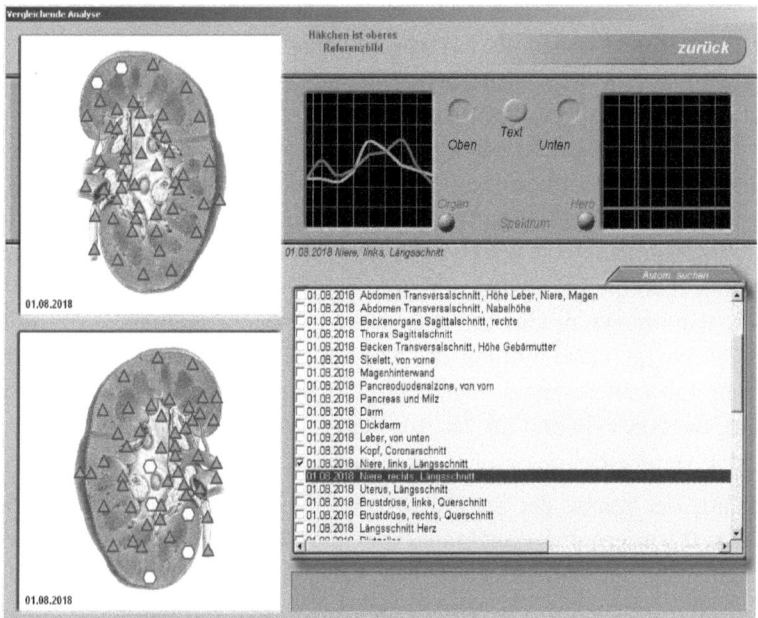

Abb. 22: *Nieren beidseits: Unauffälliger energetischer Befund.*

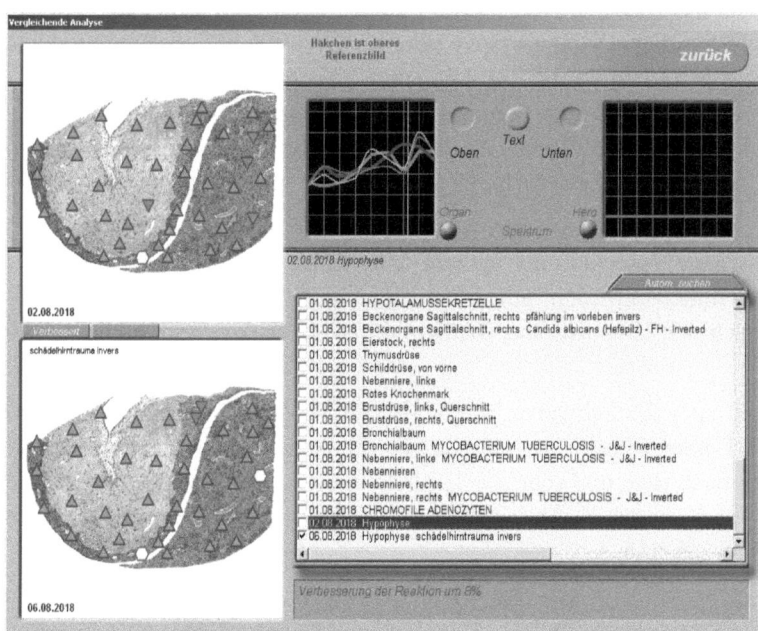

Abb. 23: *Hypophyse: Unauffälliger energetischer Befund.*

Bewertung: Ein Schädehirntrauma bzw. eine daraus resultierende energetische Störung der Hypophyse können als Ursache für die energetische Nebennierenstörung ausgeschlossen werden, denn der energetische Grundzustand der Hypophyse ist gut und bei probatorischer Invertierung von Schädelhintrauma verbessert sich der energetische Befund um nur 8%. Die Hypophyse ist Produktionsort für LH (luteinisierendes Hormon) und FSH (Follikel stimulierendes Hormon), die beide auf die Ovarien wirken und den Menstruationszyklus steuern, insofern ist auch hier der Normalbefund der Hypophyse von entscheidender Bedeutung. Darüber hinaus steuert die Hypophyse über das ACTH die Nebenniere, die ihrerseits Geschlechtshormone produziert und somit am Menstruationszyklus mit beteiligt ist. Die energetische Störung der Nebennieren durch das Miasma von Mycobacterium tuberculosis sind eher diskreter Natur, weshalb nicht davon auszugehen ist, dass diese kausal für das Ausbleiben der Menstruation sind.

Östrogene, auch Follikelhormone genannt, sind die wichtigsten weiblichen Sexualhormone aus der Klasse der Steroidhormone. Sie werden hauptsächlich in den Eierstöcken (Ovarien) in Follikeln und im Gelbkörper, zu einem geringeren Teil auch in der Nebennierenrinde, produziert. Gestagene werden ausschließlich in den Eierstöcken produziert: Es handelt sich im weiteren Sinne um Verbindungen, welche die sekretorische Umwandlung einer sich in der Proliferationsphase befindlichen Gebärmutterschleimhaut bewirken. Gestagene sind neben den Estrogenen die zweite wichtige Klasse der weiblichen Geschlechtshormone. Wie bei diesen handelt es sich um Steroidhormone. Gestagene sind Steroide, die als Grundgerüst Pregnan (10β,13β-Dimethyl-17β-ethyl-gonan) besitzen. Die wichtigsten Vertreter sind das Pregnandiol, das Progesteron und das Pregnenolon. Um die natürlichen Gestagene von den synthetischen Hormonen zu unterscheiden, werden letztere auch als „Progestine" oder „Progestagene" bezeichnet.

Ein Keuschheitsgelübde als eine weitere Möglichkeit für das Ausbleiben der Regelblutung findet sich nicht auf den entsprechenden Zielorganen, insbesondere im Bereich der Thymusdrüse, der Schilddrüse oder der chromophilen Adenozyten.

Letztlich zeigt sich die Schwarze Magie als Lösung des Problems: Bereits auf der Rückfahrt nach Hause von der aurachirurgischen Behandlung setzt die Regelblutung nach sage und schreibe 1,5 Jahren zum ersten mal wieder ein und bleibt auch im weiteren Verlauf stabil bestehen. Ob der Kinderwunsch noch klappt, ist nicht bekannt.

Leistenbruch

Anamnese: Patient, 50 Jahre alt, kommt in die Behandlung wegen seines links-seitigen Leistenbruchs, ausgelöst durch einen Hustenanfall. Der Patient wirkt verhalten und sehr nachdenklich, jedoch durchaus freundlich im Umgang.

Aurachirurgie: In der aurachirurgischen Exploration zeigt sich das karmische Muster der Schwarzen Magie, insbesondere im Bereich von Brust und Bauch, was aurachirurgisch erfolgreich aufgelöst wird.

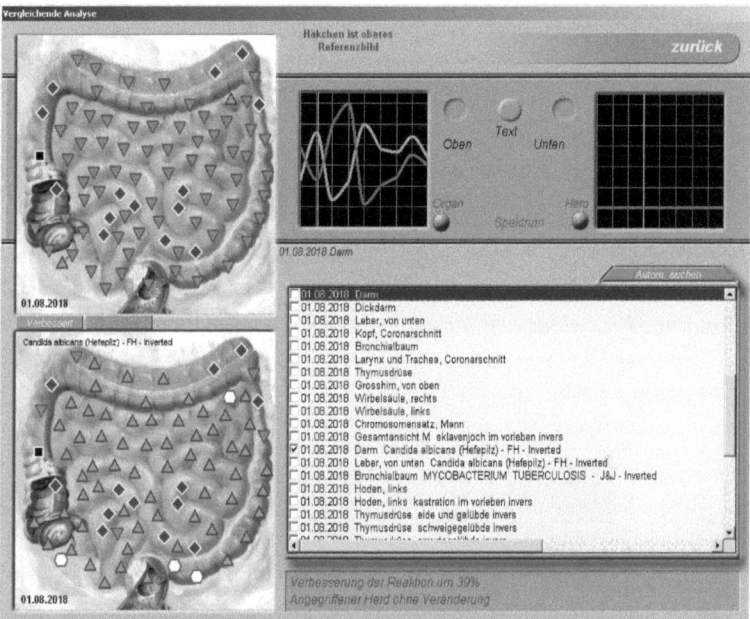

Abb. 24: *Darm: Schwere energetische Störung, bei Invertierung von Candida albicans Verbesserung der Reaktion um 39%. Allerdings bleiben die dunklen Markierungen bestehen, weshalb davon auszugehen ist, dass hier noch weitere miasmatische Störungen vorliegen. Passend zum Befund berichtet der Patient über erhebliche Blähungen nach dem Essen. Die Inspektion der Zunge zeigt einen gelblichen Belag, passend zum Pilzbefund. Der DI4 Akupunkturpunkt zwischen Daumen und Zeigefinger ist deutlich druckdolent, ebenso der LE3 Akupunkturpunkt zwischen der großen und der zweiten Zehe bzw. den entspre-chenden Metatarsalknochen.*

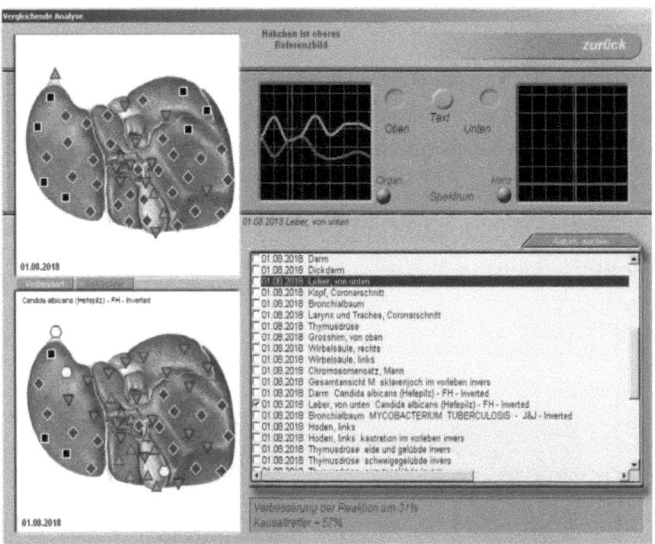

Abb. 25: *Leber von unten: Auch hier zeigt sich eine deutliche energetische Störung, bei Invertierung von Candida albicans ebenfalls Verbesserung der energetischen Reaktion um 31%, wiederum mit einem deutlichen Restbefund.*

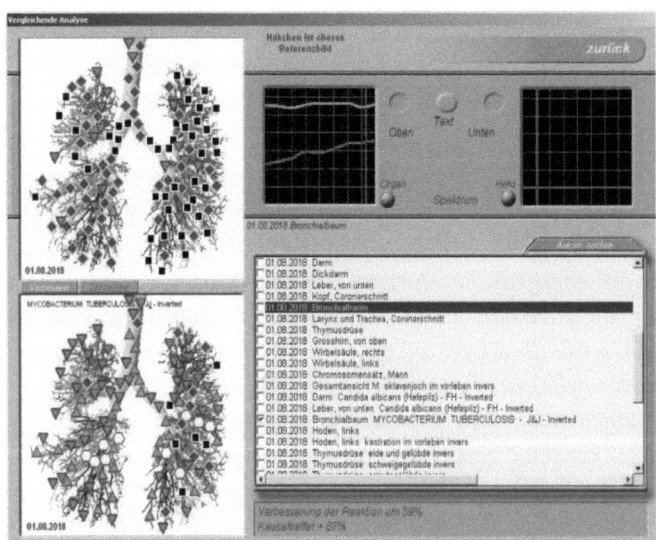

Abb. 26: *Bronchialbaum: Deutliche energetische Störung, bei Invertierung von Mycobacterium tuberculosis Verbesserung der energetischen Reaktion um 59%. Die vom Patienten geschilderten Hustenanfälle scheinen mit dieser energetischen Belastung in Verbindung zu stehen.*

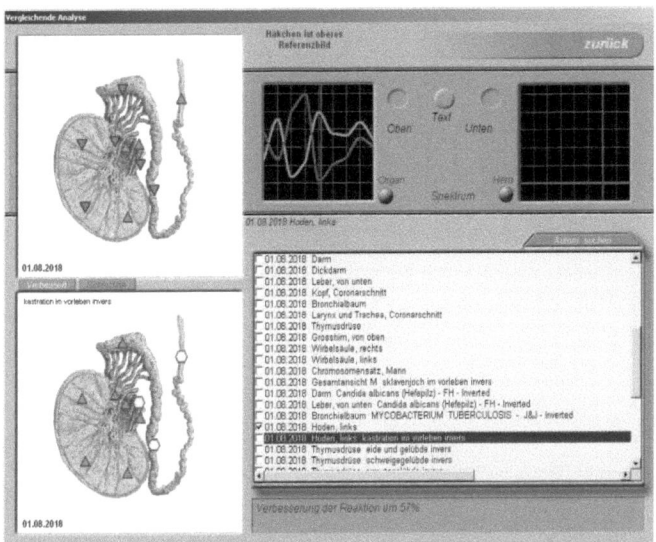

Abb. 27: *Hoden links: Energetische Störung, bedingt durch die Kastration im Vorleben mit einem Wert von 57%. Es ergibt sich die Frage ist, ob sich die energetische Störung am Hoden auch als Schwäche des Leistenkanals manifestiert, der dann zu einem Leistenbruch führen kann.*

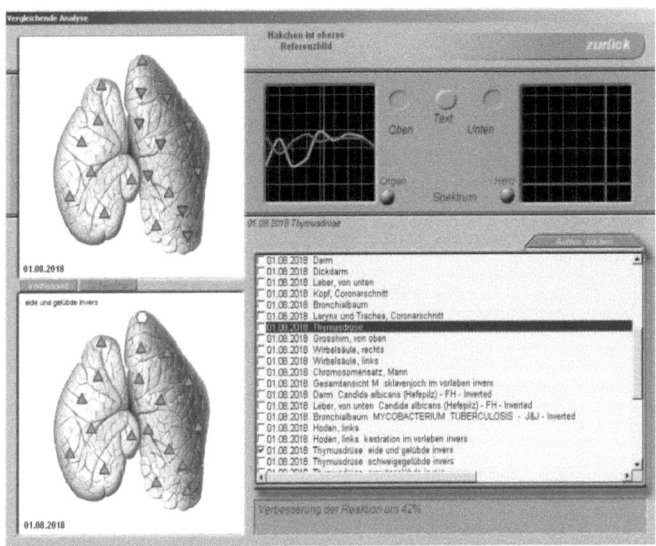

Abb. 28: *Thymusdrüse: Energetische Störung, bei Invertierung von Eiden und Gelübden zeigt sich eine Verbesserung der Reaktion um 42%.*

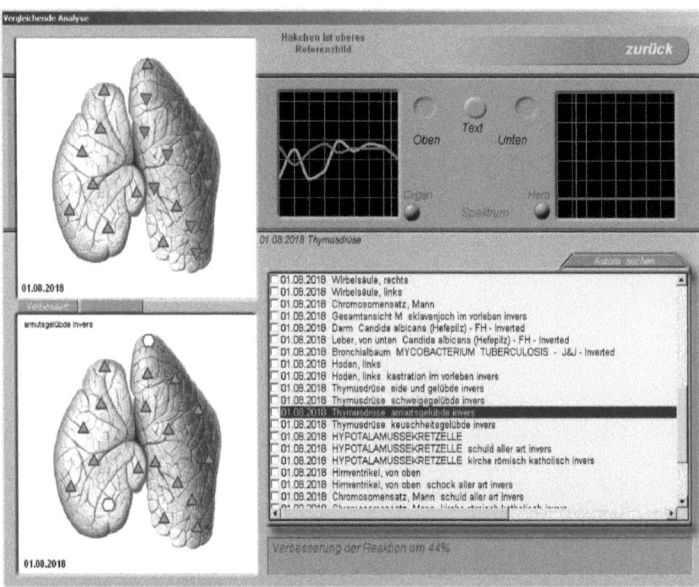

Abb. 29: *Thymusdrüse: Bei Invertierung von Armutsgelübden zeigt sich eine Verbesserung der Reaktion um 44%.*

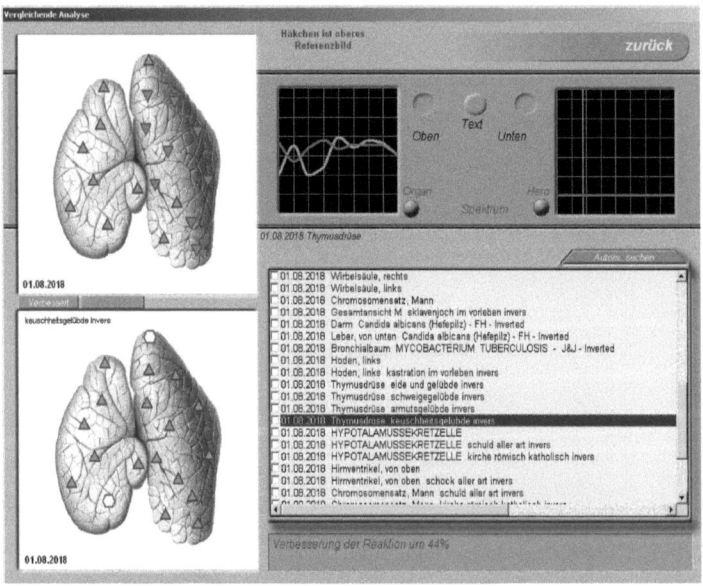

Abb. 30: *Thymusdrüse: Bei Invertierung von Keuschheitsgelübden zeigt sich eine Verbesserung der Reaktion um 44%.*

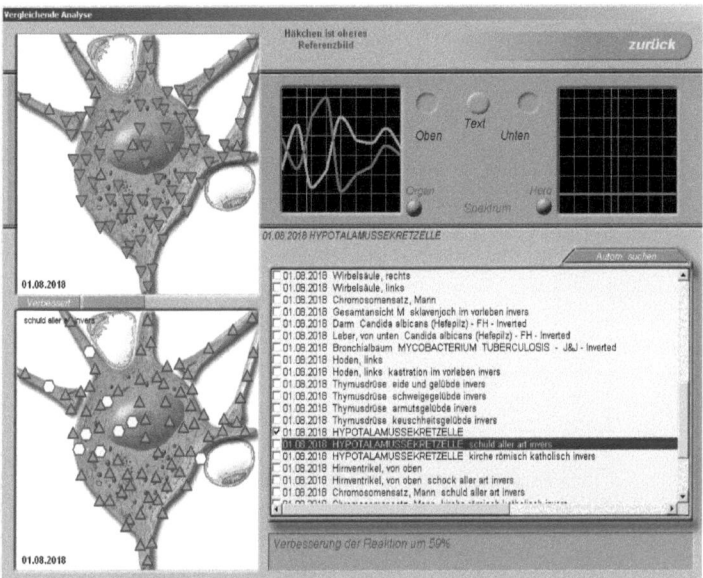

Abb. 31: *Hypothalamussekretzelle: Energetische Störung, bei Invertierung von Schuld aller Art Verbesserung der Reaktion um 59%.*

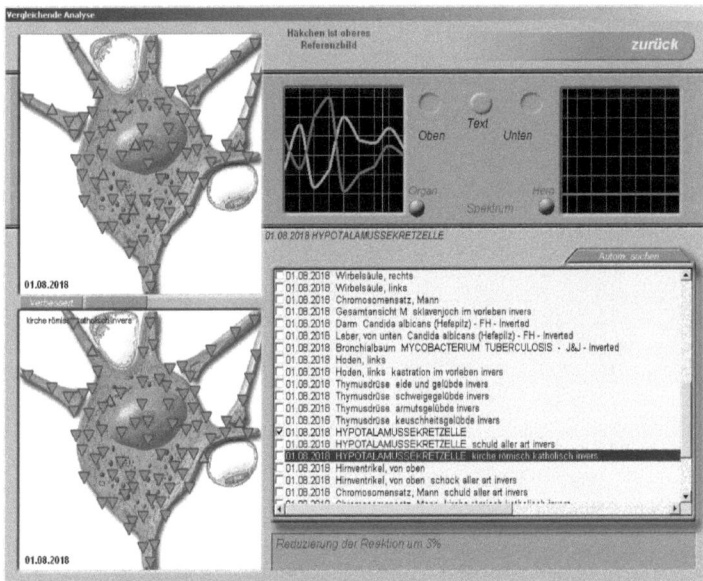

Abb. 32: *Hypothalamussekretzelle: Bei Invertierung von Kirche römisch katholisch Reduzierung der Reaktion um 3%, somit keine kirchliche Belastung.*

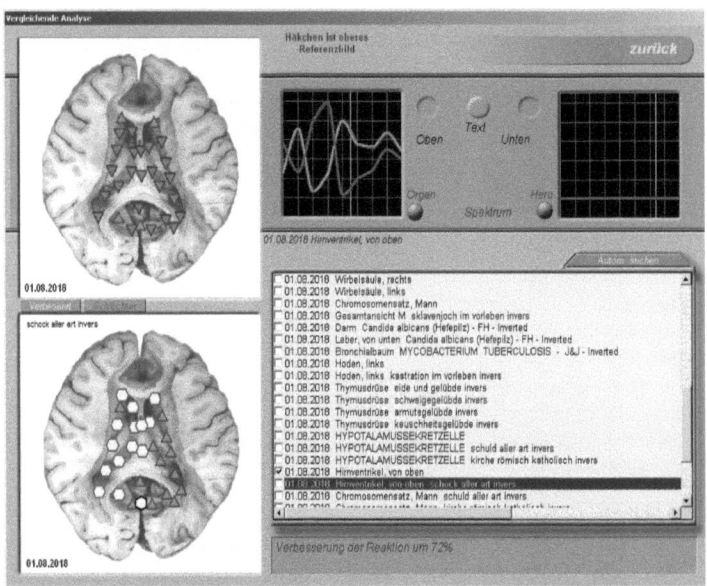

Abb. 33: *Hirnventrikel: Energetische Störung, bei Invertierung von Schock aller Art Verbesserung der Reaktion um 72%, somit eine schwere Schockbelastung.*

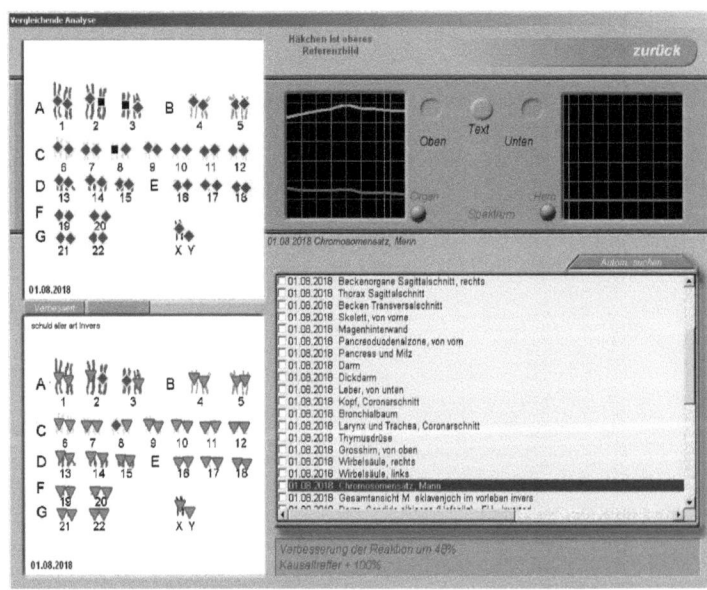

Abb. 34: *Chromosomen: Schwere energetische Störung, bei Invertierung von Schuld aller Art Verbesserung der Reaktion um 48%.*

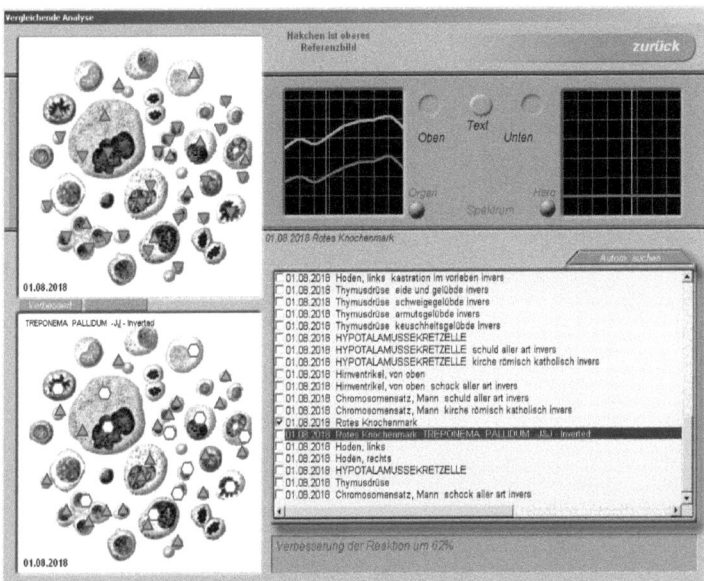

Abb. 35: *Rotes Knochenmark: Energetische Störung, bei Invertierung von Treponema pallidum Verbesserung der Reaktion um 62%.*

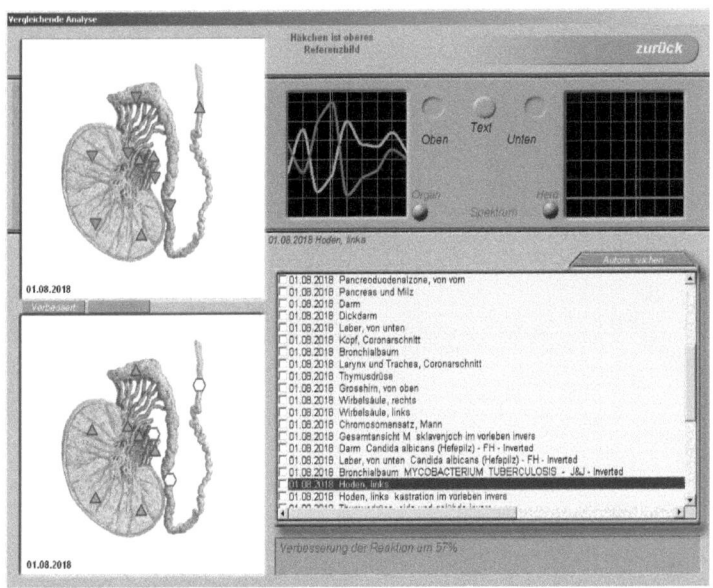

Abb. 36: *Hoden links: Bei erneuter Messung nach aurachirurgischer Refixation des Hodens zeigt sich ein um 57% verbesserter energetischer Befund.*

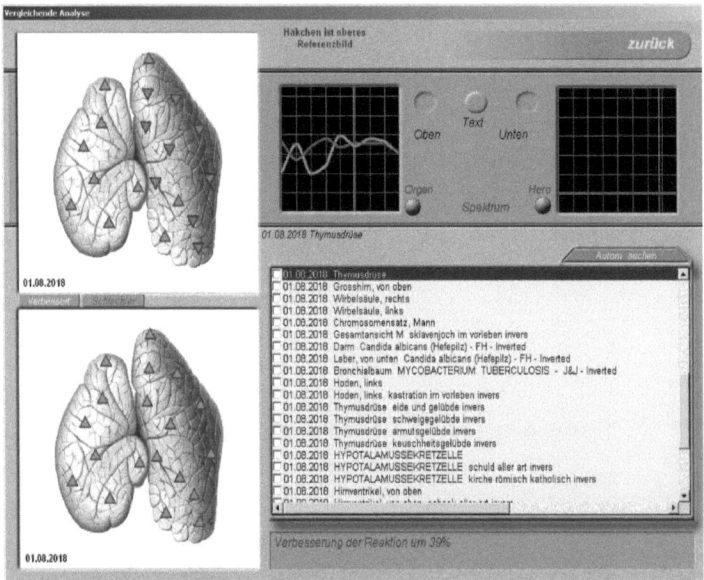

Abb. 37: *Thymusdrüse: Nach aurachirurgischer Auflösungsprozedur von Eiden und Gelübden zeigt sich ein um 39% verbesserter energetischer Befund.*

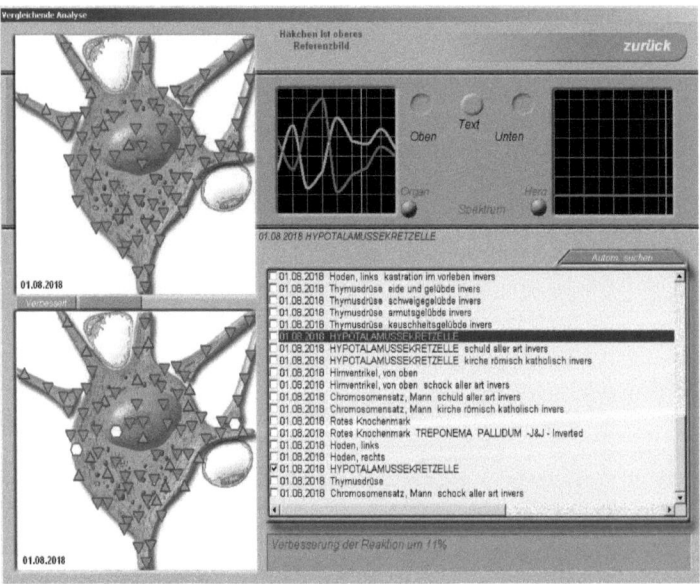

Abb. 38: *Hypothalamussekretzelle: Nach aurachirurgischer Auflösungsprozedur von Schuld zeigt sich ein um 11% verbesserter energetischer Befund.*

Bewertung: Ein beeindruckender Fall, der zeigt, dass es entscheidend ist, multi-kausal alle Faktoren aurachirurgisch zu suchen und zu behandeln, die zu einer Erhöhung des intraabdominellen Drucks führen können. Störungen des Mikrobioms mit Blähung der Darmschlingen und Hustenattacken durch die miasmatische Belastung durch Mycobacterium tuberculosis erhöhen den intraabdominellen Druck und werden erfolgreich aurachirurgisch behandelt. Aber auch Schwachstellen des Bindegewebes mit der Tendenz zur Ausbildung von Bauchwandbrüchen oder Leistenbrüchen erfordern eine entsprechende aurachirurgische Behandlung zur Stärkung der Abwehrkraft in der Bauchdecke: Entsprechend sinnvoll ist die Suche nach seelischen Themen wie Schuld, Eide und Gelübde, die die Spannkraft des Patienten einschränken. Schließlich gilt es auch die Schwarze Magie zu prüfen, von der bekannt ist, dass sie zu bindegewebiger Schwäche mit Bauchwandbrüchen und Leistenbrüchen, ja sogar zu Aneurysmen der Arterien führen kann. Auch hier erfolgt eine aurachirurgische Behandlung.

Jenseits dieser Belastungen finden sich im vorliegenden Fall schwere seelische Störungen, was sich allein schon durch die starke energetische Belastung der Chromosomen anzeigt. Passend dazu zeigt sich eine sehr verhaltene und fast unheimlich wirkende Persönlichkeit mit dem karmischen Muster der Kastration und einer schweren, nicht-kirchlichen Schuldthematik, die sich auf sämtlichen Chromosomen und auf der Hypothalamussekretzelle manifestiert. Dazu findet sich noch eine schwere Belastung durch Schock aller Art. Der Versuch, auf den Grund der Schuldproblematik oder auch des Schocks zu kommen, scheitert. Nach etwaigen Träumen befragt, meint der Patient lakonisch, dass er nie träume.

Schließlich werden alle miasmatischen und karmischen Belastungen aurachirurgisch erfolgreich behandelt. Der Versuch, eine Resonanz im Bereich des Leistenbruchs auszulösen, scheitert leider, entsprechend ist hier auch keine aurachirurgische Operation sinnvoll.

Erweiterter Suizid

Die folgende Casuistik beschreibt die energetisch-informatorischen Hintergründe der Person Andreas Lubitz. Ich habe mir lange überlegt, ob dieser Fall in die Bücher der Leitsymptome aufgenommen werden soll, zumal mir die Tragik, das Leid für die Hinterbliebenen und die Reichweite des Falls bewusst ist. Gleichwohl finde ich es wichtig zu verstehen, wie es unter energetisch-informatorischen Aspekten dazu kam, dass Lubitz nicht nur sich selbst umgebracht, sondern zusätzlich noch 149 andere Personen mit in den Tod genommen hat. Aus aurachirurgischer Erfahrung ist bekannt, dass Personen auch nach ihrem Tod noch in der NLS-Analyse energetisch-informatorisch untersucht werden können. Die Energien und Informationen von Menschen bleiben auch nach dem organisch-morphologischen Ende bestehen und können entsprechend gemessen werden.

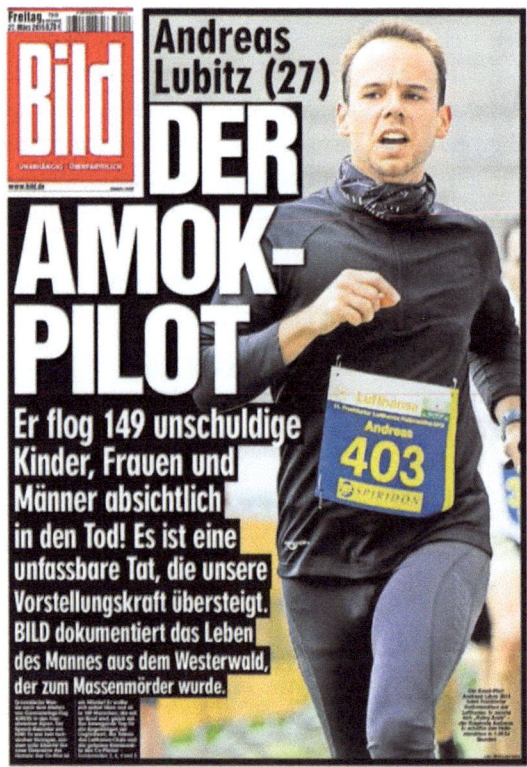

Abb. 39: *Andreas Günter Lubitz (* 18. Dezember 1987 in Neuburg an der Donau; † 24. März 2015 bei Prads-Haute-Bléone, Frankreich) war ein deutscher Pilot.*

Anamnese: Als Kopilot eines Airbus A320 kam er zusammen mit 149 weiteren Personen auf dem Germanwings-Flug 9525 in den französischen Alpen ums Leben. Laut Abschlussbericht der französischen Untersuchungsbehörde BEA hat Lubitz Pilotensuizid begangen, indem er das Flugzeug kontrolliert und bewusst gegen den Berg flog.

Bei der Polizei Düsseldorf wurde eine Sonderkommission gebildet, um in Deutschland die Lebensumstände von Lubitz zu ermitteln. Bei einer Durchsuchung seiner Düsseldorfer Wohnung wurden nach Angaben der Staatsanwaltschaft Düsseldorf „zerrissene, aktuelle und auch den Tattag umfassende Krankschreibungen" gefunden. Die Staatsanwaltschaft Düsseldorf nimmt daher an, Lubitz habe eine Erkrankung gegenüber dem Arbeitgeber verheimlicht. Bereits 2009 hatte Lubitz als Flugschüler seinen Arbeitgeber Lufthansa per E-Mail über eine depressive Vorerkrankung informiert. Nach Angaben der Lufthansa habe er der Verkehrsfliegerschule medizinische Unterlagen übermittelt und dabei eine vorangegangene „schwere depressive Episode" als „abgeklungen" bezeichnet.

Die US-Luftfahrtbehörde (FAA) war im Jahr 2010 ebenfalls über eine depressive Erkrankung Lubitz' informiert und erteilte die US-Pilotenlizenz erst nach einer schriftlichen Erklärung des behandelnden Arztes.

Am 2. April 2015 teilte die Staatsanwaltschaft Düsseldorf mit, dass mit dem Tablet-PC von Lubitz im Internet nach Informationen zur Sicherung von Cockpittüren und über Selbsttötung gesucht worden sei, im Juni ergänzten die französischen Untersuchungsbehörden, dass er auch nach Zyankali, Valium und tödlichen Medikamenten-Cocktails gesucht habe. Aufgrund von Sehstörungen und der Furcht zu erblinden hatte Lubitz in den fünf Jahren vor dem Absturz insgesamt 41 Ärzte aufgesucht, sieben innerhalb des letzten Monats. Einige Ärzte diagnostizierten Lubitz als labil und nicht flugtauglich oder stellten Angststörungen fest. Weitergegeben wurden entsprechende Informationen aufgrund der ärztlichen Schweigepflicht nicht.

Die französische Untersuchungsbehörde BEA veröffentlichte ihren Abschlussbericht am 13. März 2016 und bestätigte die Theorie des Zwischenberichts, nach der Lubitz sich im Cockpit eingeschlossen und das Flugzeug bewusst und absichtlich zum Absturz gebracht habe. Lubitz habe zum Zeitpunkt des Absturzes Antidepressiva eingenommen und unter einem psychotischen Schub gelitten. Ein Arzt hatte zwei Wochen vor dem Absturz eine mögliche Psychose bei Lubitz diagnostiziert und eine Einweisung in eine psychiatrische Klinik empfohlen.

Aurachirurgie: In der NLS-Analyse ergeben sich beeindruckend Bilder.

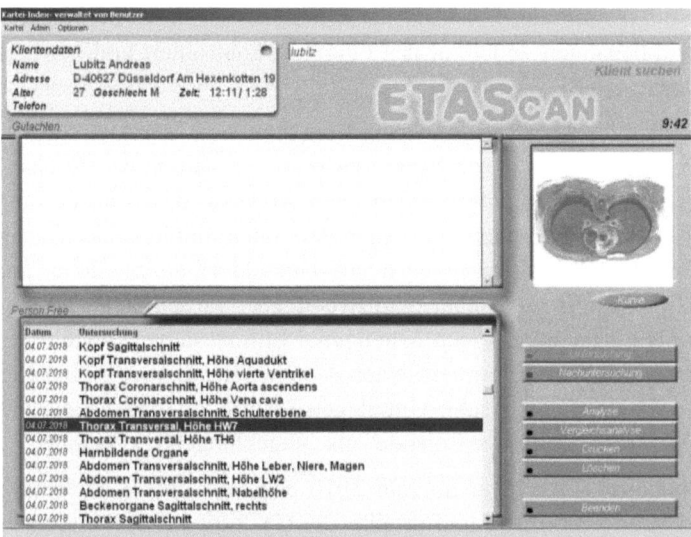

Abb. 40: *Personalisierung: Lubitz Andreas, D-40627 Düsseldorf, Am Hexen-kotten 19. Alter 27 Jahre, Geschlecht männlich, Blutgruppe unbekannt.*

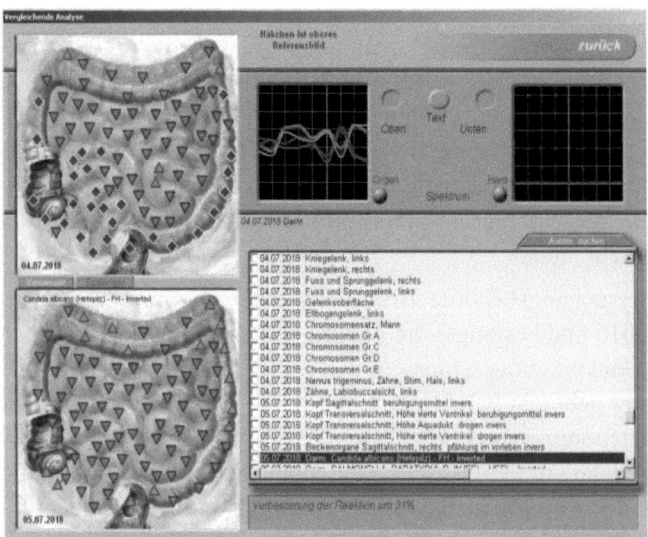

Abb. 41: *Darm: Es zeigt sich eine energetische Störung in Form von dunkel-roten Dreiecken nach unten (Note 4) und braunen Rauten (Note 5). Bei In-vertierung von Candida albicans kommt es zu einer Verbesserung des ener-*

getischen Befundes um 31%, was als signifikante Verbesserung zu werten ist. Ganz offensichtlich besteht eine energetisch-informatorische Belastung durch Candida albicans im Darm, in der Regel ausgelöst durch zu zucker-haltige Nahrungsmittel, Antibiotikatherapien und zuviel Industrienahrung mit chemischen Nahrungsmittelzusatzstoffen. Dennoch ist der Ergebnisbe-fund immer noch energetisch belastet, es bleiben noch zahlreiche Dreiecke nach unten bestehen, so dass wohl noch weitere energetische Belastungen auf dem Darm existieren..

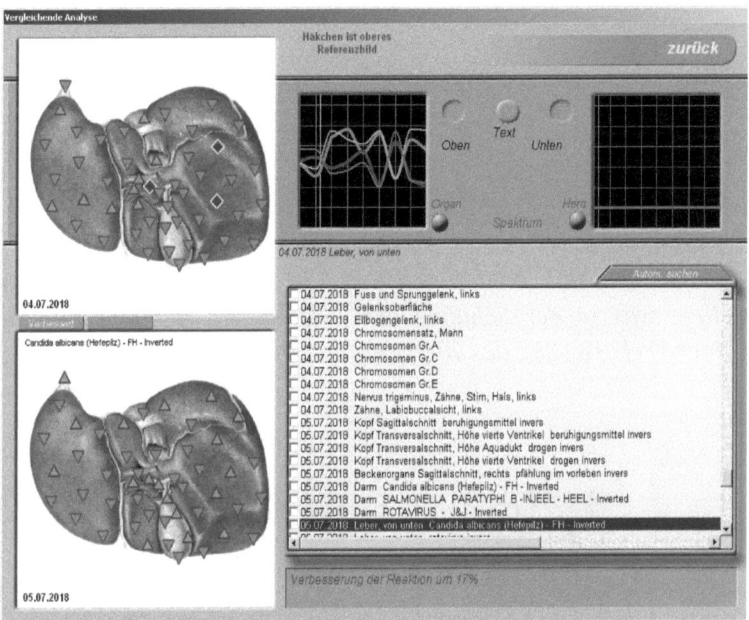

Abb. 42: *Leber von unten: Energetische Störung, bei Invertierung von Can-dida albicans zeigt sich eine Verbesserung des energetischen Befundes um 17%, es bleibt aber eine deutliche Restbelastung auf der Leber. Wenn die Darmflora durch Candida albicans gestört ist, kommt es zur Resorption von unphysiologischen Nahrungsbestandteilen, was die Leber energetisch schwächt. Typische Lebersymptome sind nach TCM (traditionelle chinesi-sche Medizin)-Logik Müdigkeit, Schlafstörungen, braune Flecken auf der Haut, Sehstörungen, Lichtempfindlichkeit, Emotion von Wut und Zorn, Abla-gerungen von Stoffwechselprodukten in Gelenken, Muskeln, Sehnen und Bändern, was zu Entzündungen und rheumatoiden Schmerzen führt. HIN-WEIS: Energetische Leberstörungen existieren auch bei normalen labor-chemischen Leberwerten,*

37

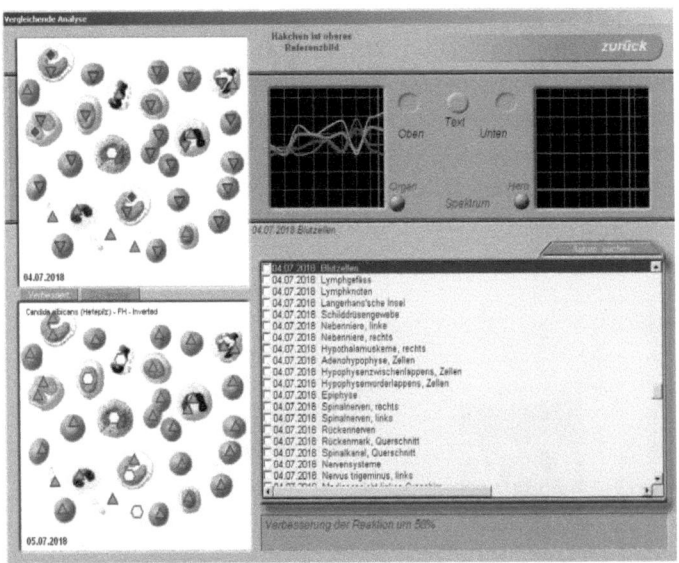

Abb. 43: *Blutzellen: Die Belastung durch Candida albicans zeigt sich auch in den Blutzellen, was in der Schulmedizin bekannt ist. Bei Invertierung kommt es zu einer Verbesserung des energetischen Befundes um 58%.*

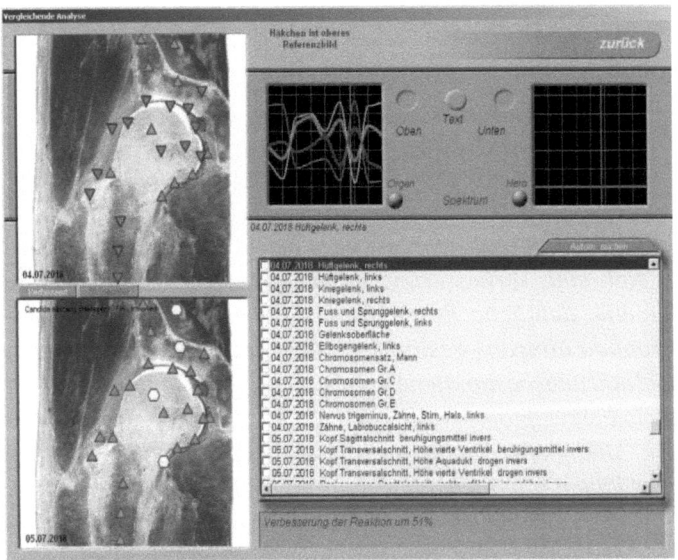

Abb. 44: *Hüftgelenk rechts: Energetische Störung, bei Invertierung von Candida albicans zeigt sich eine Verbesserung des energetischen Befundes um 51%.*

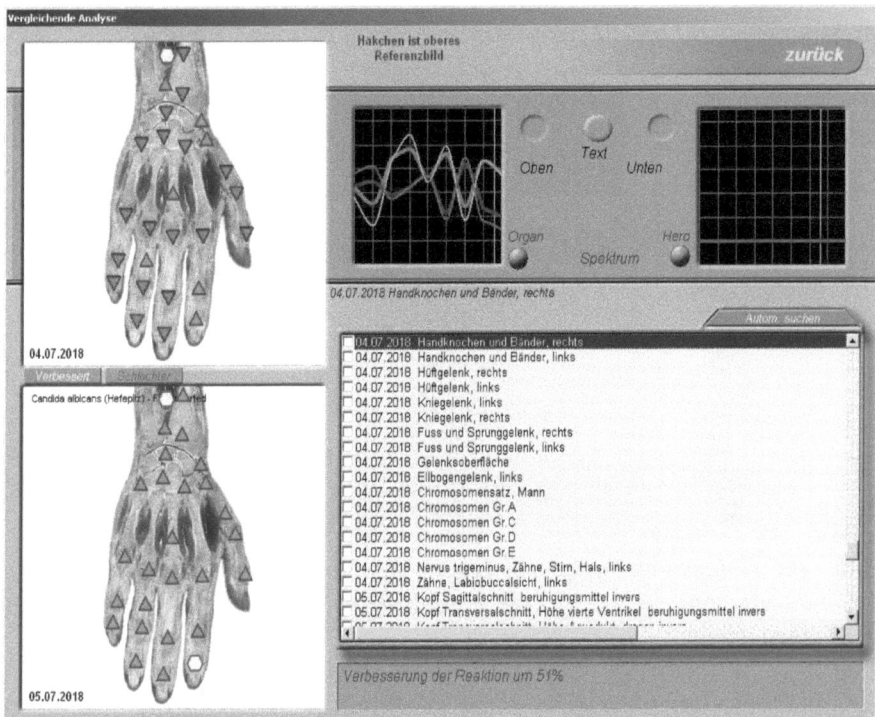

Abb. 45: *Linke Hand: Energetische Störung, bei Invertierung von Candida albicans zeigt sich eine Verbesserung des energetischen Befundes um 51%. Ganz offensichtlich haben sich Stoffwechselprodukte, die auf Grund der energetischen Leberschwäche nicht mehr durch die Leber verstoffwechselt werden können, in den Bändern, Sehnen und Gelenken abgelagert. Das führt zu Entzündungen und zu rheumatoiden Schmerzen. Wird der Darm saniert und das Mikrobiom wieder hergestellt, kommt es zu einer vollständigen Rückbildung dieser Wirkkaskade, die metabolischen Einlagerungen, die Entzündungen und die Schmerzen verschwinden.*

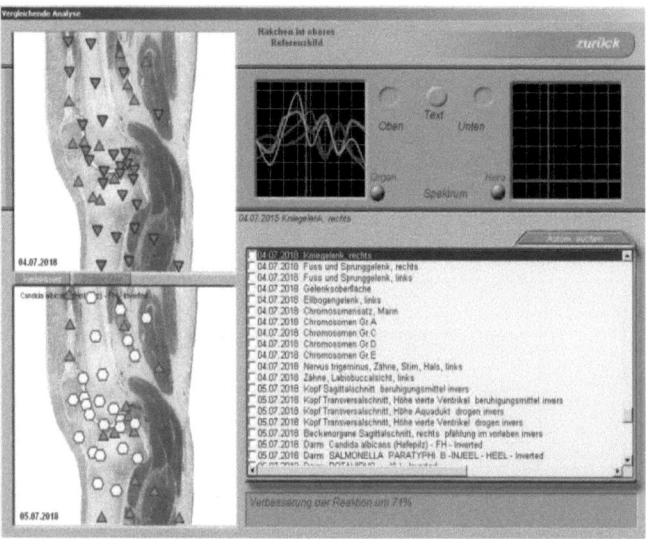

Abb. 46: *Kniegelenk rechts: Energetische Störung, bei Invertierung von Candida albicans zeigt sich eine Verbesserung des energetischen Befundes um 71%.*

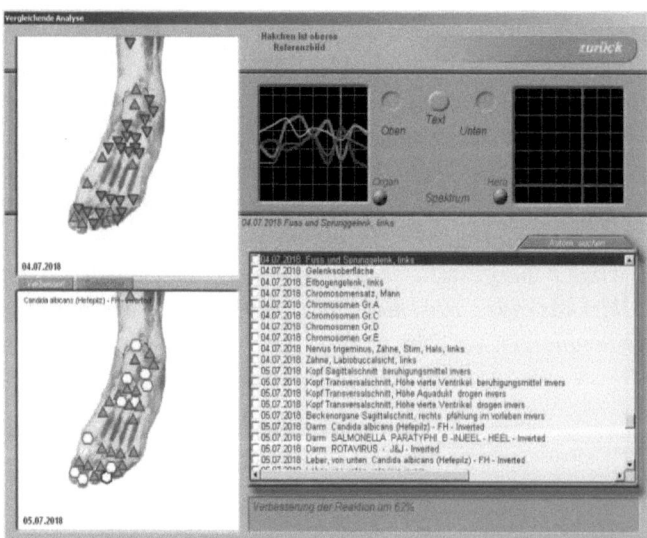

Abb. 47: *Fuß- und Sprunggelenk links: Energetische Störung, bei Invertierung von Candida albicans zeigt sich eine Verbesserung des energetischen Befundes um 62%.*

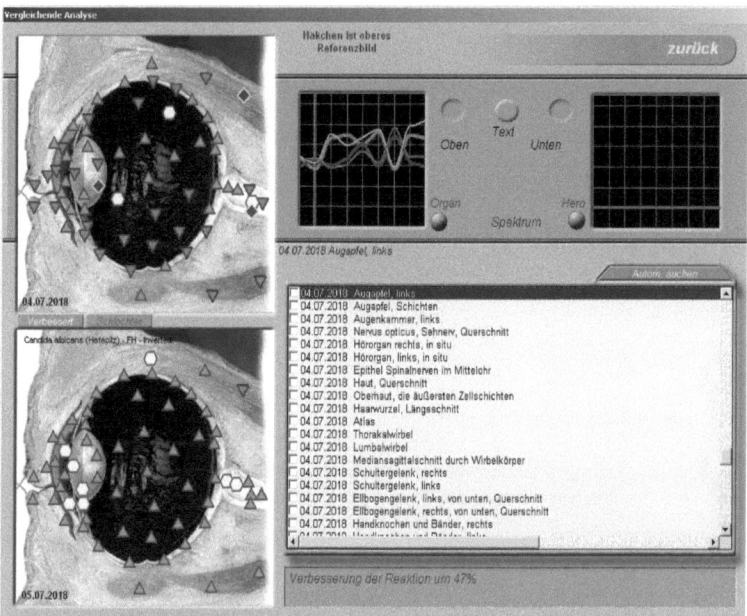

Abb. 48: *Augapfel links: Energetische Störung, bei Invertierung von Candida albicans zeigt sich eine Verbesserung des energetischen Befundes um 47% mit vollständiger Normalisierung. Dieser Befund ist insofern von großem Interesse, als Lubitz unter der Angst des Erblindens litt bei einer nachlassenden Sehfähigkeit. Nachdem es sich bei dem Zweitbefund, d.h. nach Invertierung von Candida albicans, um einen energetischen Normalbefund handelt, ist davon auszugehen, dass die Sehstörung einzig auf die Belastung des Darms durch Candida albicans zurückzuführen ist. Wie bereits erwähnt, ist das Nachlassen der Sehfähigkeit ein typisches Symptom einer Leberschwäche, womit die Wirkkaskade sich wie folgt darstellt: Die energetische Schwäche des Darms führt zu einer energetischen Schwäche der Leber und diese wiederum zu einer energetischen Schwäche der Augen. Wird der Darm saniert, normalisiert sich die energetische Situation und damit auch die Sehleistung.*

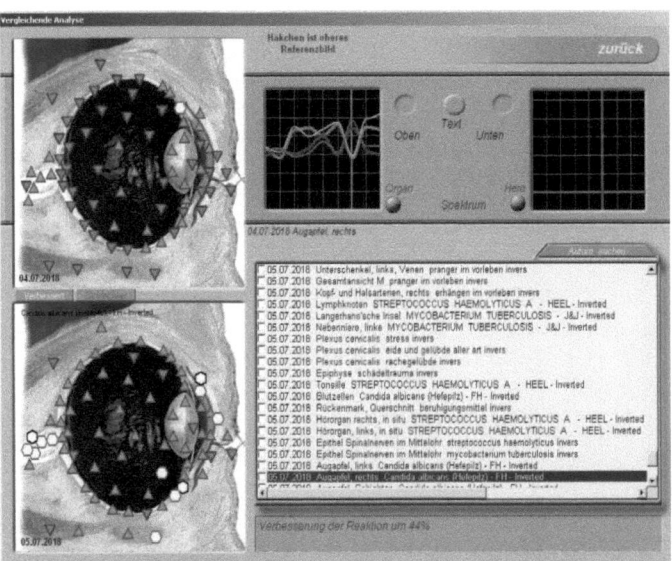

Abb. 49: *Augapfel rechts: Energetische Störung, bei Invertierung von Candida albicans zeigt sich eine Verbesserung des energetischen Befundes um 44% mit vollständiger Normalisierung.*

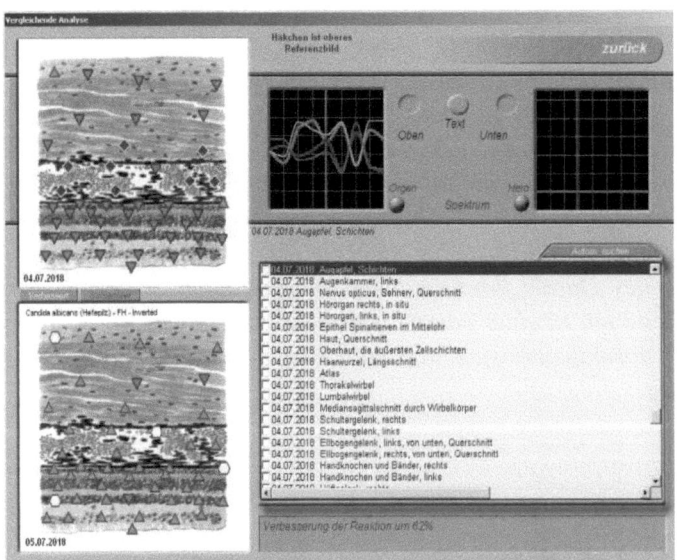

Abb. 50: *Augapfel Schichten: Energetische Störung, bei Invertierung von Candida albicans zeigt sich eine Verbesserung des energetischen Befundes um 62% mit vollständiger Normalisierung.*

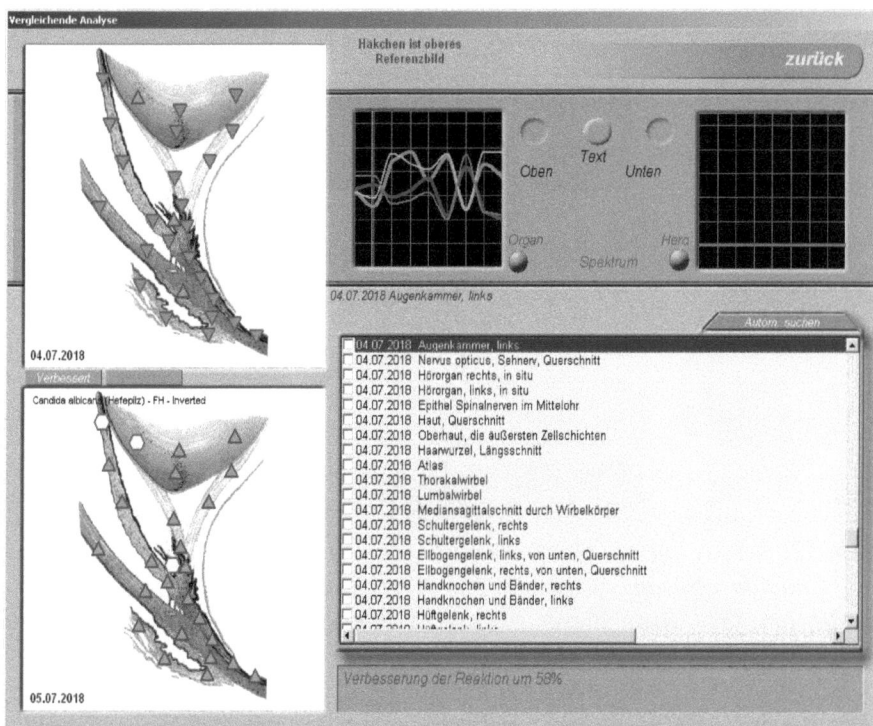

Abb. 51: *Augenkammer: Energetische Störung, bei Invertierung von Candida albicans zeigt sich eine Verbesserung des energetischen Befundes um 44%. Eine solche Belastung führt nicht selten zu einer Erhöhung des Augeninnendrucks, im schlimmsten Fall zu einem grünen Star. Auch dieser Befund ist offensichtlich vollständig rückbildungsfähig, denn das untere Bild zeigt einen energetischen Normalbefund. Die Störung der Druckverhältnisse in den Augen hängt im Sinne der TCM wiederum mit der energetischen Störung der Leber zusammen. Wird der Darm saniert, erholt sich in der Folge die Leber und normalisieren sich die Druckverhältnisse in den Augen.*

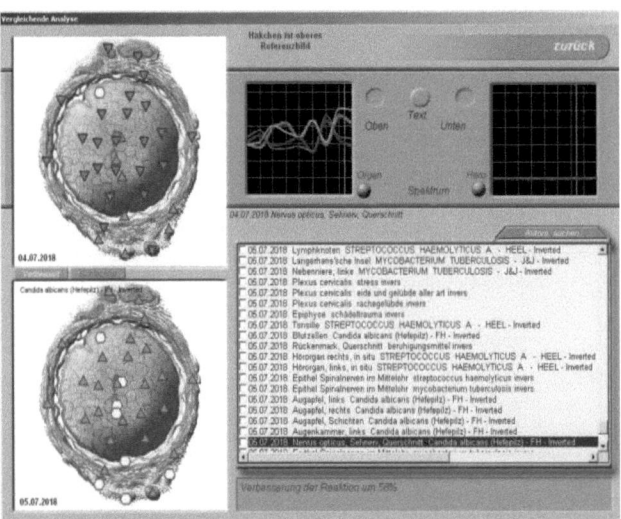

Abb. 52: *Nervus opticus Querschnitt: Energetische Störung, bei Invertierung von Candida albicans zeigt sich eine Verbesserung des energetischen Befundes um 58%. Auch dieser Befund ist offensichtlich vollständig rückbildungsfähig, denn das untere Bild zeigt einen energetischen Normalbefund.*

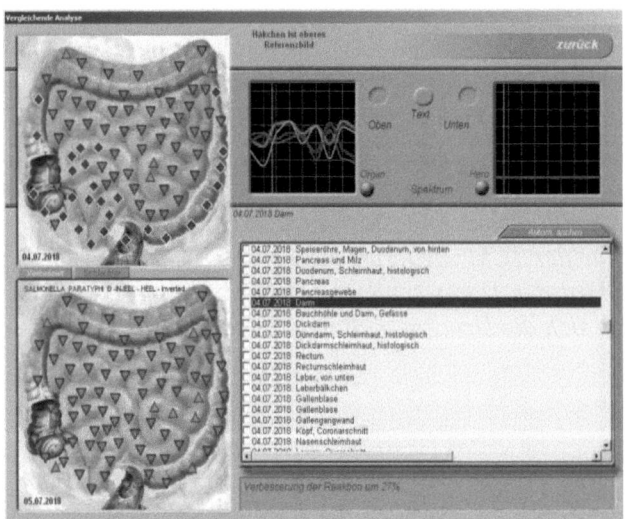

Abb. 53: *Darm: Weil durch die Invertierung von Candida albicans noch kein Normalbefund eingetreten ist, wird die Suche fortgesetzt. Bei Invertierung von Salmonella paratyphi zeigt sich eine Verbesserung des energetischen Befundes um 27%.*

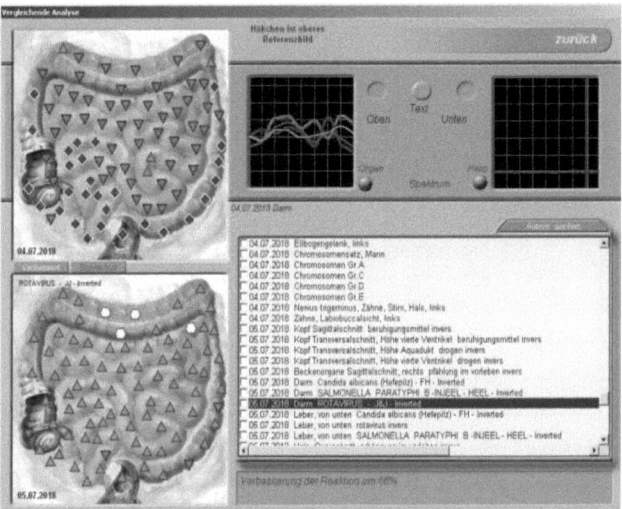

Abb. 54: *Darm: Bei Invertierung von Rotavirus zeigt sich eine Verbesserung des energetischen Befundes um 66%, somit der deutlichste Ausschlag nach oben. Offensichtlich hat Lubitz eine entsprechende Darminfektion durch Rotaviren durchgemacht, was an sich keine Seltenheit darstellt.*

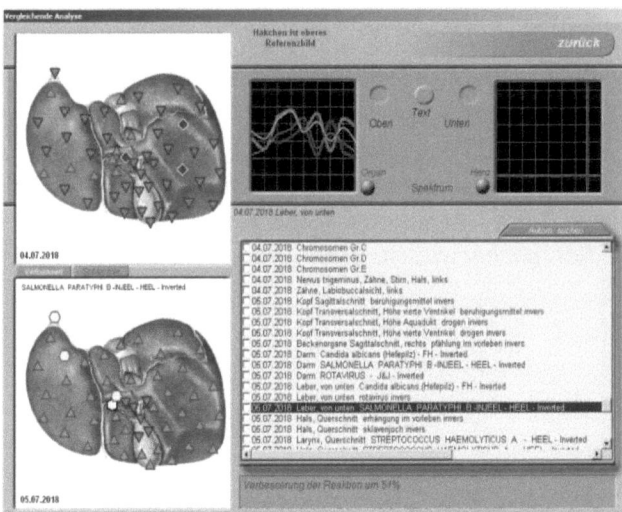

Abb. 55: *Leber von unten: Bei Invertierung von Salmonella paratyphi zeigt sich eine Verbesserung des energetischen Befundes um 51%. Ganz offensichtlich hat Lubitz einen Lebensmittelinfektion durch Salmonellen erlitten, die feinstofflich noch als Belastung auf Darm und Leber nachweisbar ist.*

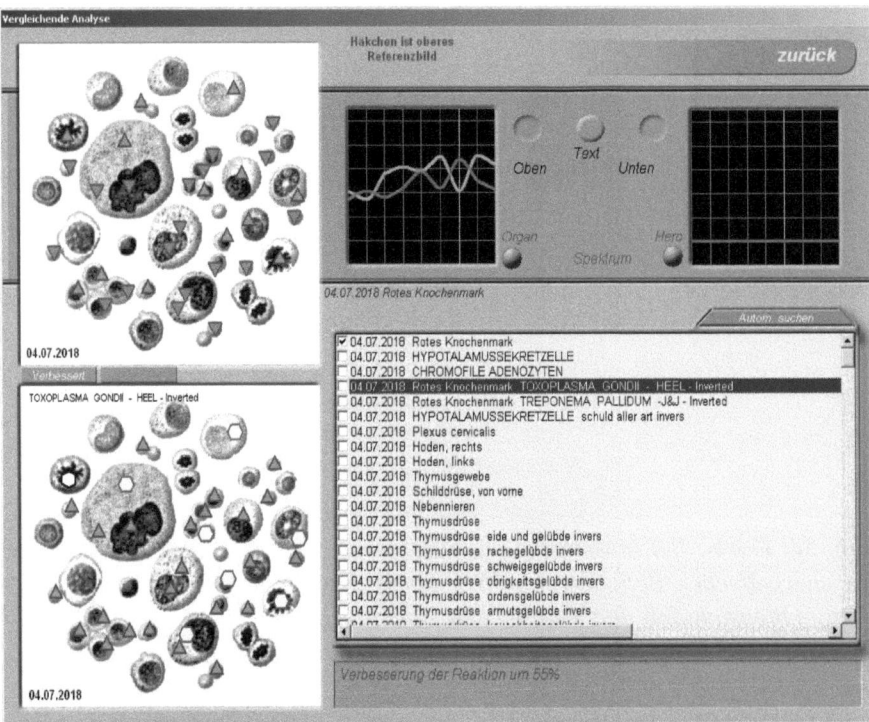

Abb. 56: *Rotes Knochenmark: Es zeigt sich eine energetische Störung mit zahlreichen nach unten gerichteten roten dreieckigen Markierungen (Note 4). Bei Invertierung von Toxoplasma gondii kommt es zu einer Verbesserung des energetischen Befundes um 55%. Informatorische Belastungen durch Toxoplasma gondii sind vererbbar und verursachen schwere Depressionen mit Suizidalität. Entsprechende umfangreiche schulmedizinische Forschungsprojekte haben dies nachgewiesen, siehe Studie im Lehrbuch der Aurachirurgie.*

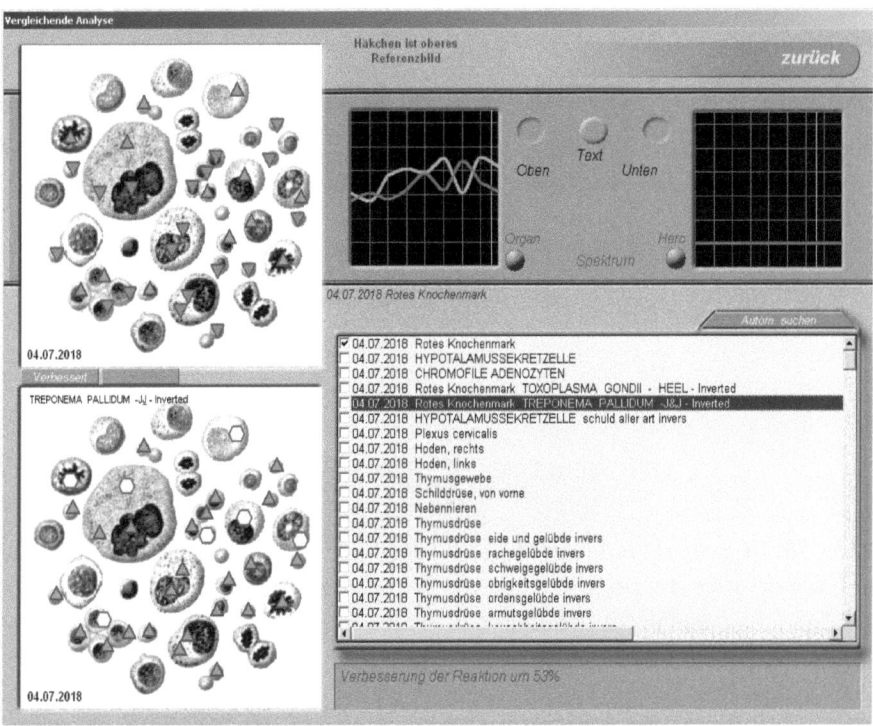

Abb. 57: *Rotes Knochenmark: Bei Invertierung von Treponema pallidum kommt es zu einer Verbesserung des energetischen Befundes um 53%. Informatorische Belastungen durch Treponema pallidum wirken wie ein* **Selbstzerstörungsprogramm** *im Körper. Die Patienten erleiden zahlreiche ungeklärte Unfälle, depressive Psychosen mit Suizidalität und vielfach auch maligne Erkrankungen. Entsprechende energetische Belastungen finden sich typischerweise nicht nur auf dem Roten Knochenmark, sondern auch lokoregional auf dem betreffenden Organ, bei Psychosen z.B. im Gehirn, siehe weitere Abbildungen. Der Umfang der energetischen Verbesserung durch die Invertierung lässt Rückschlüsse auf die Suizidalitätsneigung zu. Der Wert von 53% ist hoch, so dass von einer hohen Suizidgefahr auszugehen ist.*

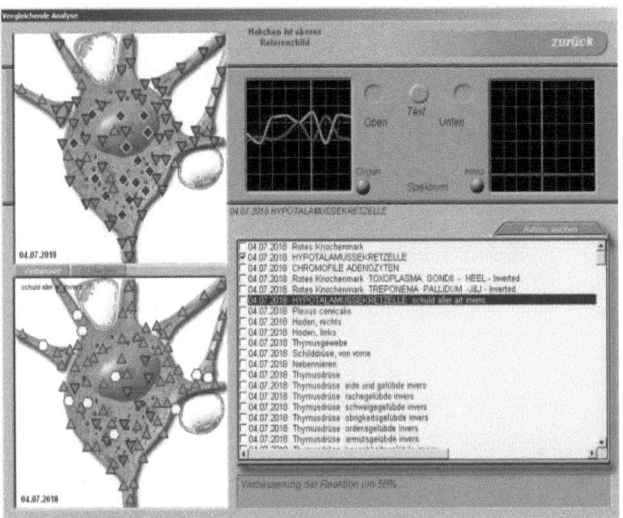

Abb. 58: *Hypothalamussekretzelle: Energetische Störung, bei Invertierung von Schuld aller Art zeigt sich eine Verbesserung des energetischen Befundes um 58%. Es besteht ein deutliches Schuldthema kirchlichen Ursprungs, das auf der Seele von Lubitz lastet.*

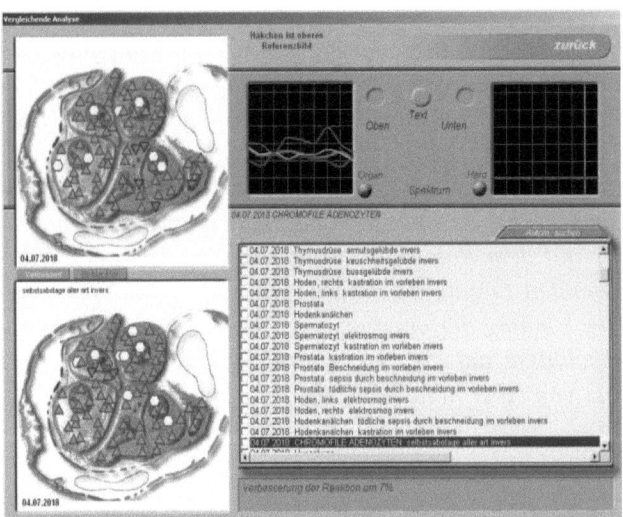

Abb. 59: *Chromophile Adenozyten: Guter energetischer Ausgangsbefund, bei Invertierung von Selbstsabotage zeigt sich eine Verbesserung des energetischen Befundes um lediglich 7%, somit kann eine solche Belastung ausgeschlossen werden.*

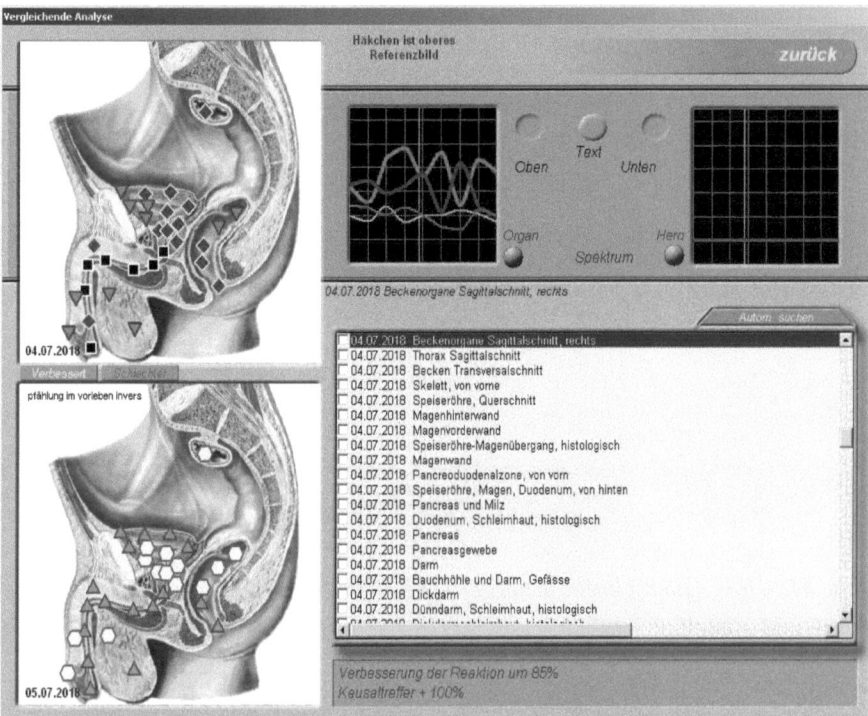

Abb. 60: *Beckenorgane Sagittalschnitt rechts: Bei Invertierung von Pfählung im Vorleben zeigt sich eine Verbesserung des energetischen Befundes um 85%, was ein ungewöhnlich hoher Wert ist. Die Menschen wurden durch Pfählungen hingerichtet, indem man sie auf einen an der Spitze abgerundeten Pfahl setze, der sich dann ohne Verletzung der inneren Organe bis nach oben bohrte, um im Bereich des Halses wieder auszutreten. Patienten mit dem karmischen Muster der Pfählung berichten über stechende Schmerzen zwischen den Schulterblättern, einer Verspanntheit der Schultern und von Hämorrhoiden. Entfernt der Aurachirurg den virtuellen Pfahl, verschwinden die Symptome.*

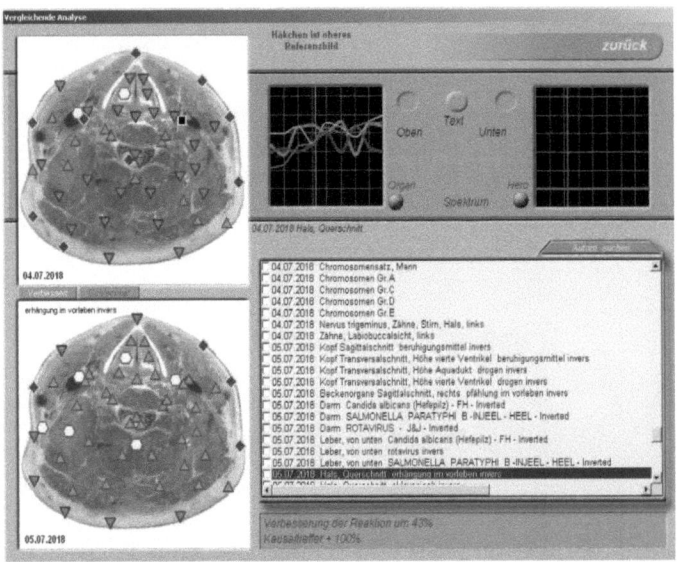

Abb. 61: *Hals Querschnitt: Energetische Störung, bei Invertierung von Erhängen im Vorleben zeigt sich eine Verbesserung des energetischen Befundes um 43%.*

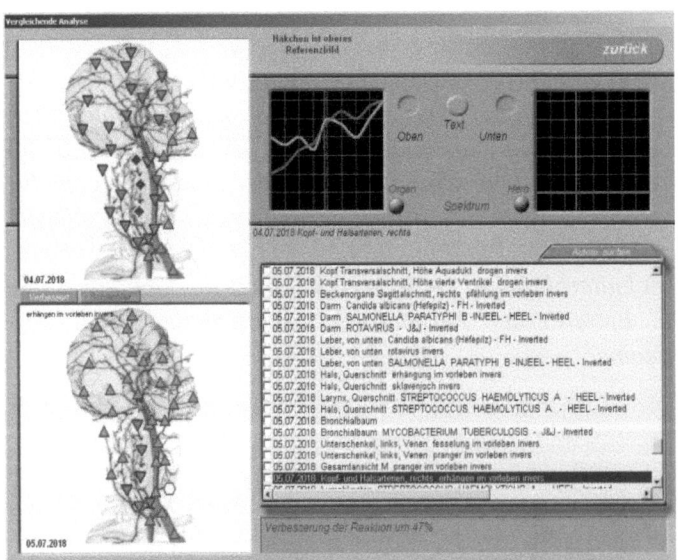

Abb. 62: *Kopf- und Halsarterien: Energetische Störung der Vertebralarterie, bei Invertierung von Erhängen im Vorleben zeigt sich eine Verbesserung des energetischen Befundes um 47%. Das karmische Muster des Erhängens führt*

zu einer Unverträglichkeit für eng anliegende Kleidungsstücke am Hals, Krawatten sowie zu rezidivierenden Hals- und Mandelentzündungen. Die informatorische Schwäche bietet den Nährboden für entzündliche Veränderungen durch Bakterien, insbesondere Streptokokken, siehe folgende Erläuterungen.

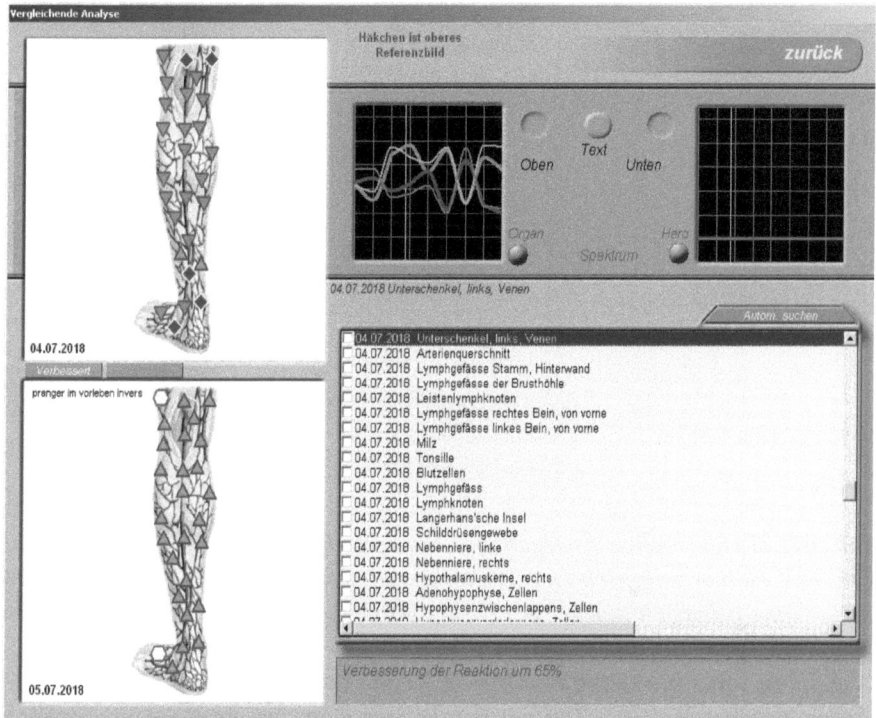

Abb. 63: *Unterschenkel, links, Venen: Energetische Störung, bei Invertierung von Pranger im Vorleben zeigt sich eine Verbesserung des energetischen Befundes um 65%. Der Pranger ist ein Schandpfahl, an den die Menschen in früheren Jahrhunderten mit Armen und Beinen gebunden wurden, um sie der Öffentlichkeit preiszugeben. Sie wurden von Passanten angespuckt, geschlagen und verhöhnt. Das karmische Muster des Prangers führt nicht selten zu Venenproblemen mit Krampfadern und eingeschränkter Beweglichkeit in den Beinen, emotionale Symptome sind Niedergedrücktheit und Minderwertigkeitskomplexe.*

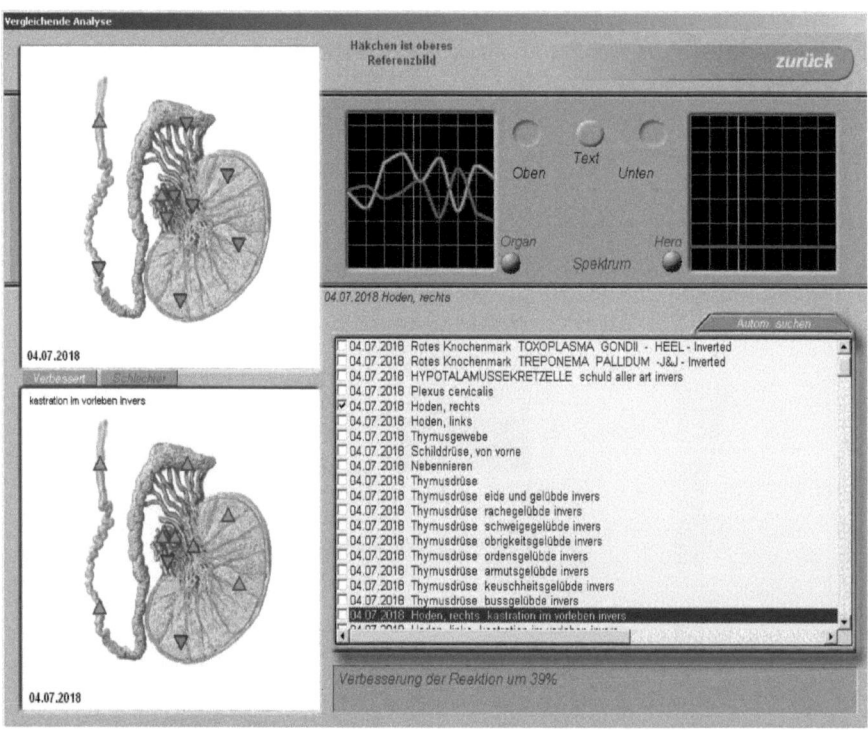

Abb. 64: Hoden rechts: Energetische Störung, bei Invertierung von Kastration im Vorleben zeigt sich eine Verbesserung des energetischen Befundes um 39%. Ganz offensichtlich trägt Lubitz die Information einer Kastration in sich. Patienten mit einem solchen Muster fallen vielfach durch eine Geltungssucht auf. Sie versuchen ihre fehlende Männlichkeit, die sie in sich spüren, durch auffällige Aktionen zu kompensieren, was von anderen vielfach als unangenehme Rechthaberei oder als Prahlsucht empfunden wird. Laut Presseberichten hatte Lubitz gegenüber einer Freundin geäußert, er wolle einmal etwas unternehmen, das ihn berühmt mache, etwas, wovon die Welt über ihn sprechen werde.

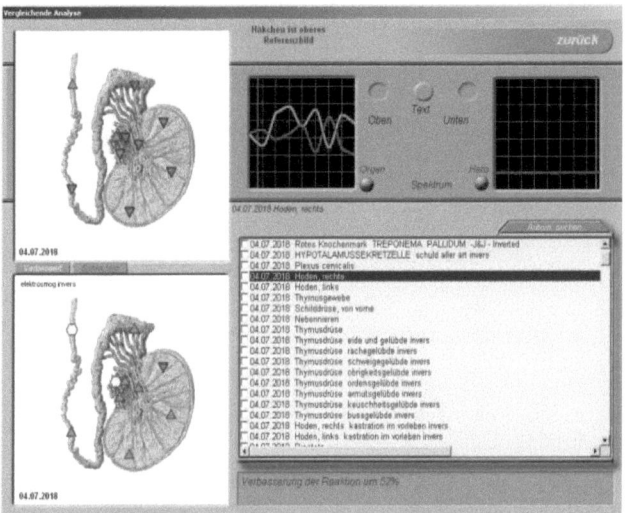

Abb. 65: *Hoden rechts: Bei Invertierung von Elektrosmog zeigt sich eine Verbesserung des energetischen Befundes um 52%. Das bedeutet: Zusätzlich zur karmischen Belastung der Kastration findet sich eine energetische Belastung durch Elektrosmog, vermutlich durch das Tragen eines Mobiltelefons in der Hosentasche.*

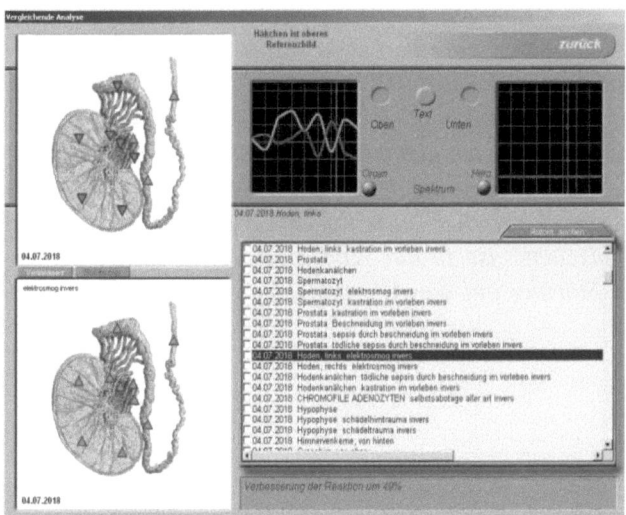

Abb. 66: *Hoden links: Energetische Störung, bei Invertierung von Elektrosmog zeigt sich eine Verbesserung des energetischen Befundes um 49%. Das Mobiltelefon in der Hosentasche schädigt somit beide Hoden.*

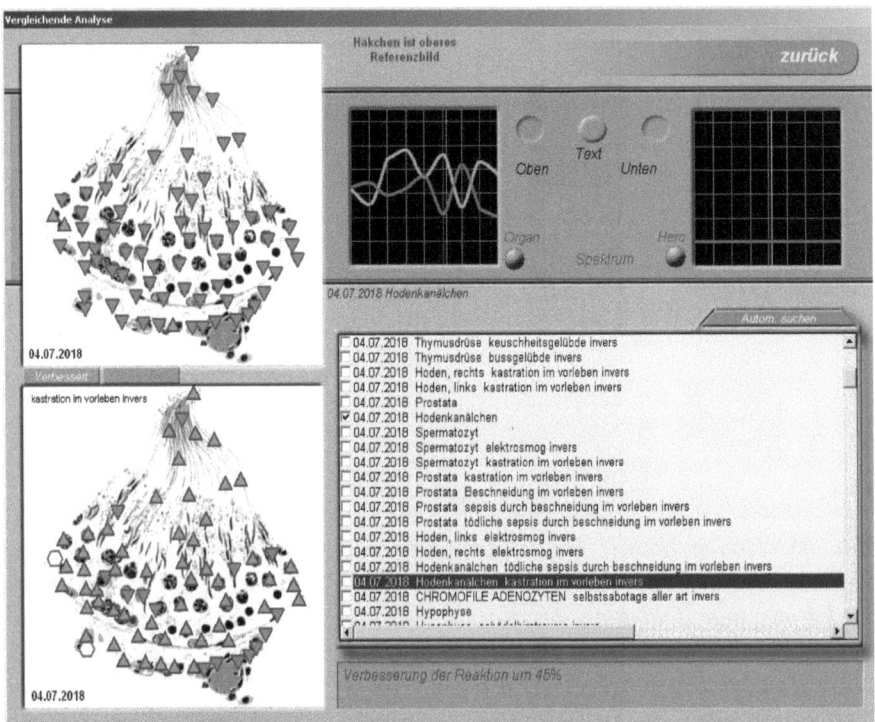

Abb. 67: *Hodenkanälchen: Energetische Störung, bei Invertierung von Kastration im Vorleben zeigt sich eine Verbesserung des energetischen Befundes um 45%. Kastrationen wurden in der katholischen Kirche bis in das letzte Jahrhundert bei Knaben mit einer schönen Gesangsstimme durchgeführt, um den Stimmbruch zu vermeiden bzw. die Gesangsstimme zu erhalten. Nicht selten kam es dadurch zu einer schweren Sepsis, am häufigsten durch Staphylococcus aureus, seltener auch durch Clostridium tetani, was bei diesen Patienten typischerweise in der NLS-Analyse als schwere energetisch-informatorische Störung auf den Chromosomen nachgewiesen werden kann.*

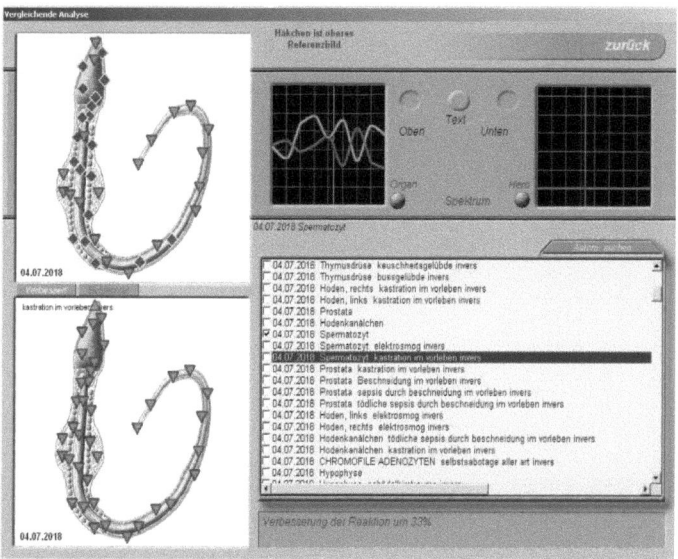

Abb. 68: *Spermatozyt: Bei Invertierung von Kastration im Vorleben zeigt sich eine Verbesserung des energetischen Befundes um 33%.*

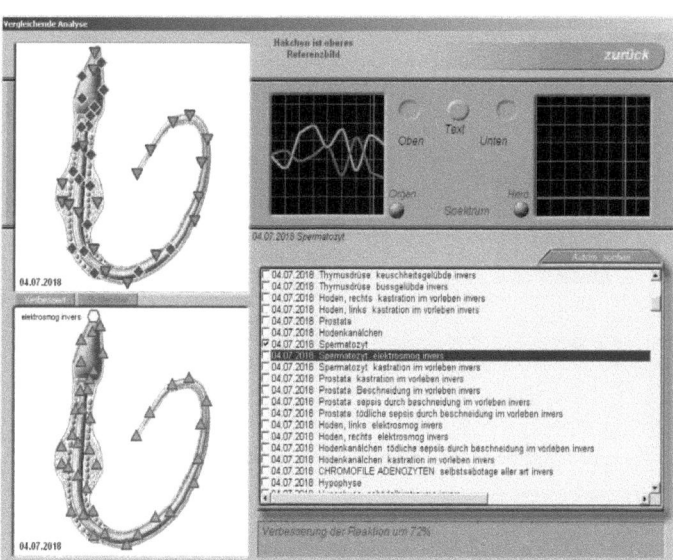

Abb. 69: *Spermatozyt: Bei Invertierung von Elektrosmog zeigt sich eine Verbesserung des energetischen Befundes um 72%.*

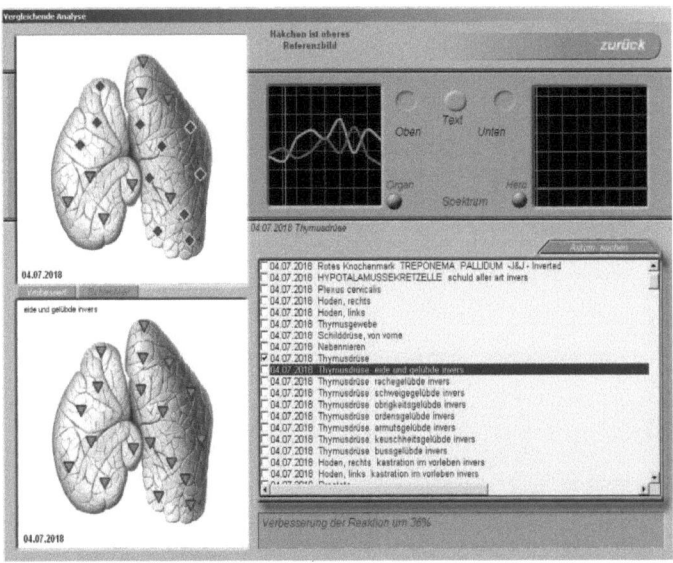

Abb. 70: *Thymusdrüse: Energetische Störung, bei Invertierung von Eiden und Gelübden zeigt sich eine Verbesserung des energetischen Befundes um 36%, somit besteht eine deutliche karmische Belastung durch Eide und Gelübde.*

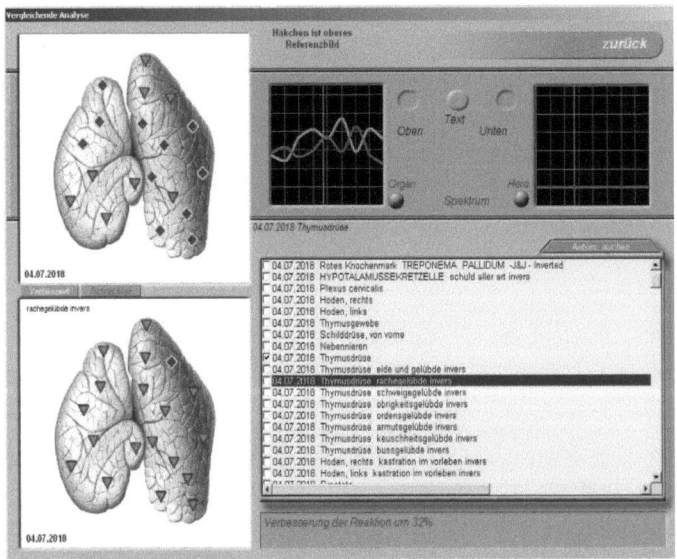

Abb. 71: *Thymusdrüse: Bei Invertierung von Rachegelübde zeigt sich eine Verbesserung des energetischen Befundes um 32%.*

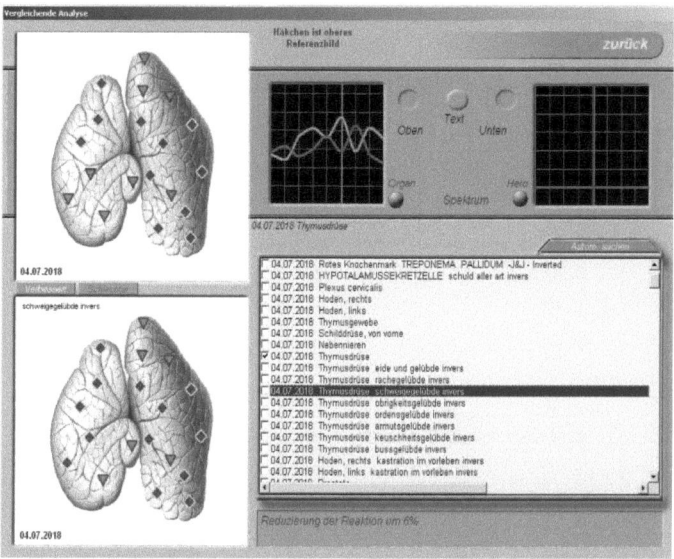

Abb. 72: *Thymusdrüse: Bei Invertierung von Schweigegelübde zeigt sich eine Verbesserung des energetischen Befundes um lediglich 6%. Somit kann ein Schweigegelübde ausgeschlossen werden.*

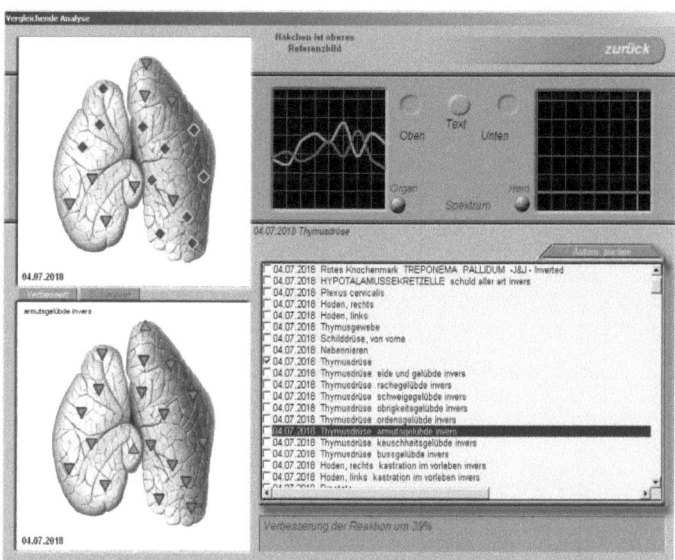

Abb. 73: *Thymusdrüse: Bei Invertierung von Armutsgelübde zeigt sich eine Verbesserung des energetischen Befundes um 39%.*

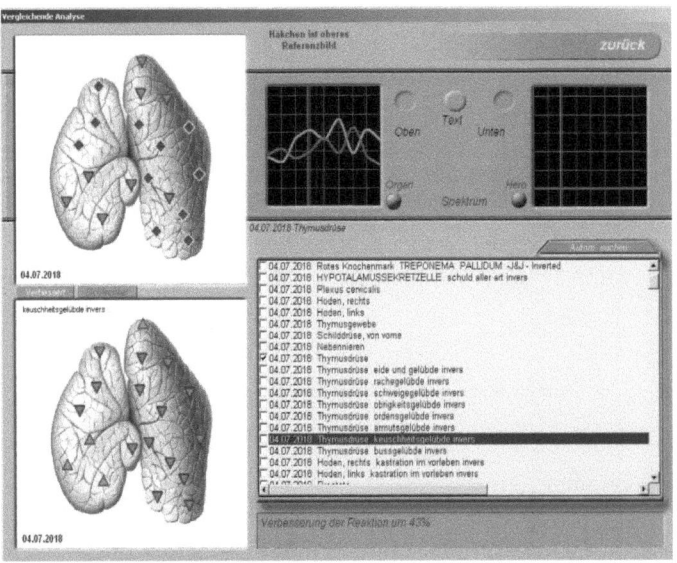

Abb. 74: *Thymusdrüse: Bei Invertierung von Keuschheitsgelübde zeigt sich eine Verbesserung des energetischen Befundes um 43%.*

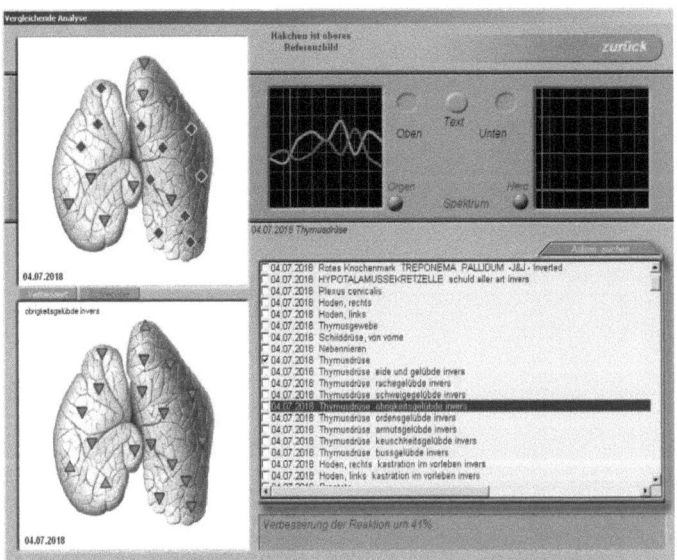

Abb. 75: *Thymusdrüse: Bei Invertierung von Obrigkeitsgelübde zeigt sich eine Verbesserung des energetischen Befundes um 41%. Das ist ein deutlicher Befund. Die Verbindung aus Armuts- Keuschheits- und Obrigkeitsgelübde deutet auf ein Ordensgelübde hin, was im Folgenden getestet wird.*

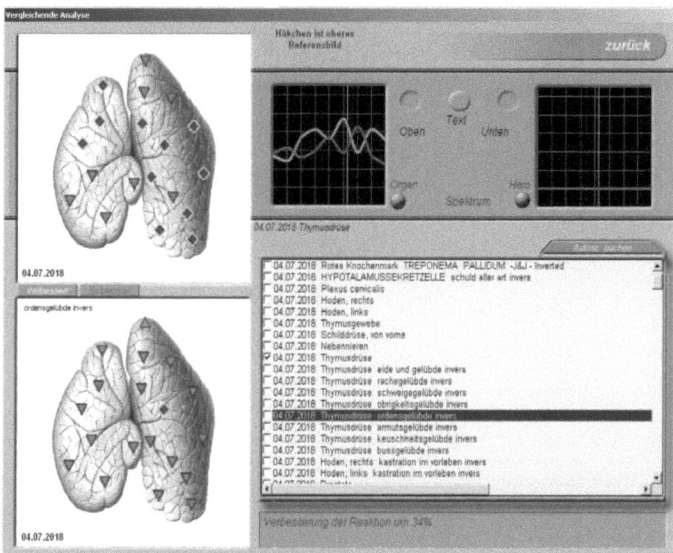

Abb. 76: *Thymusdrüse: Bei Invertierung von Ordensgelübde zeigt sich eine Verbesserung des energetischen Befundes um 34%, offensichtlich war Lubitz in einem Vorleben Mitglied eines Ordens.*

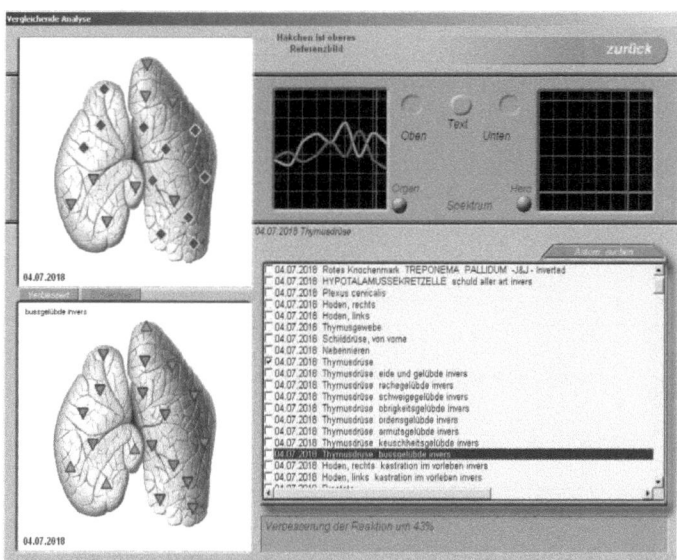

Abb. 77: *Thymusdrüse: Bei Invertierung von Bußgelübde zeigt sich eine Verbesserung des energetischen Befundes um 43%.*

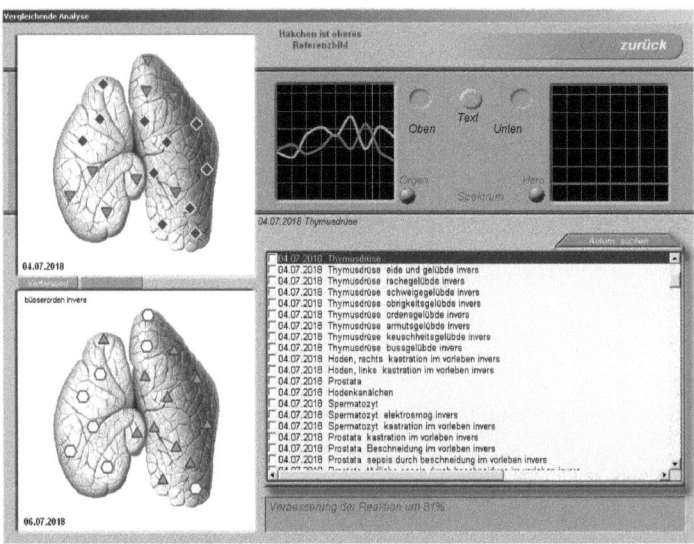

Abb. 78: *Thymusdrüse: Bei Invertierung von Büßerorden zeigt sich eine Verbesserung des energetischen Befundes um 81%, ein außergewöhnlich hoher Wert.*

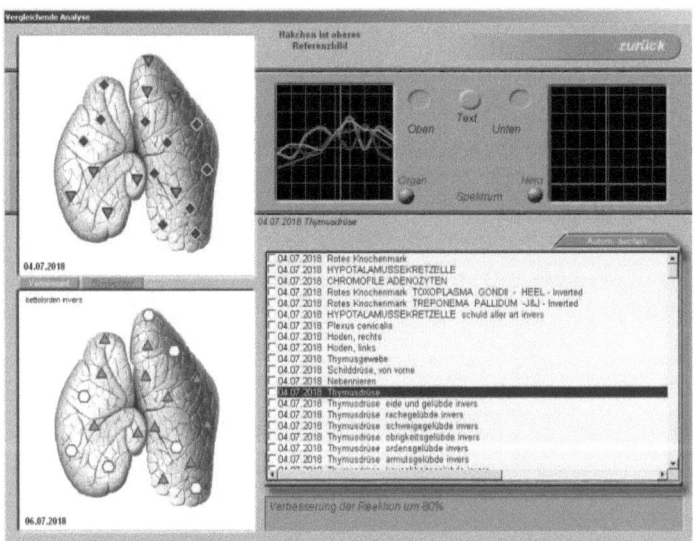

Abb. 79: *Thymusdrüse: Bei Invertierung von Bettelorden zeigt sich eine Verbesserung des energetischen Befundes um 80%. Denkbar wäre somit, dass Lubitz Mitglied eines Buß- und Bettelordens war mit dazugehörigen Gelübden und Einschränkungen.*

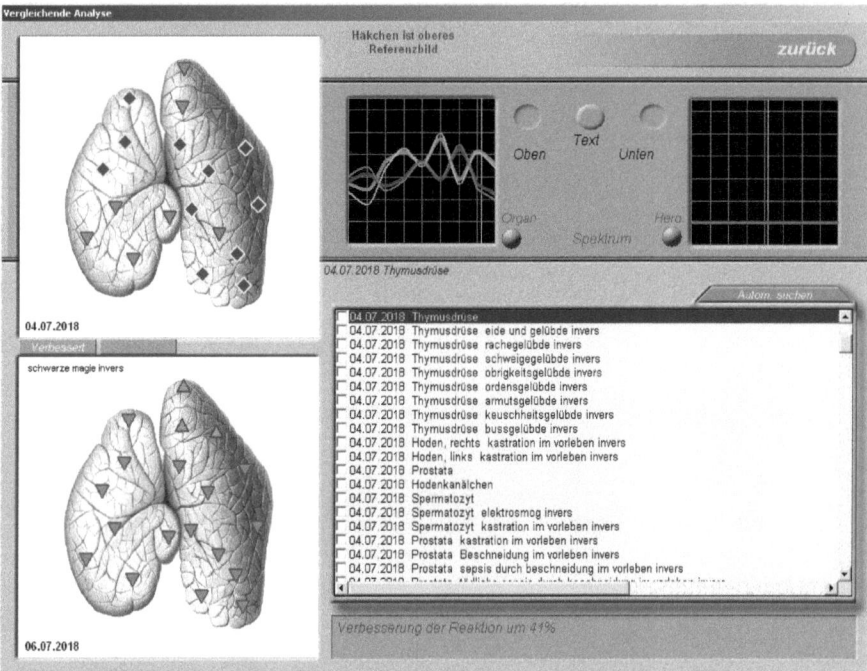

Abb. 80: *Thymusdrüse: Bei Invertierung von Schwarzer Magie zeigt sich eine Verbesserung des energetischen Befundes um 41%. Somit ist davon auszugehen, dass hier noch eine zusätzliche Belastung durch Schwarze Magie besteht, was im Zusammenhang mit Lubitz' Wohnort „Hexenkotten" bemerkenswert ist. Kotten bezeichnet eine kleine Hütte, womit der Begriff Hexenkotten eine kleine Hexenhütte beschreibt. Es handelt sich somit um den Ort, an dem im Mittelalter sog. Hexen lebten, so dass an dem Wohnort von Lubitz vermutlich schwarzmagische Energien existieren.*

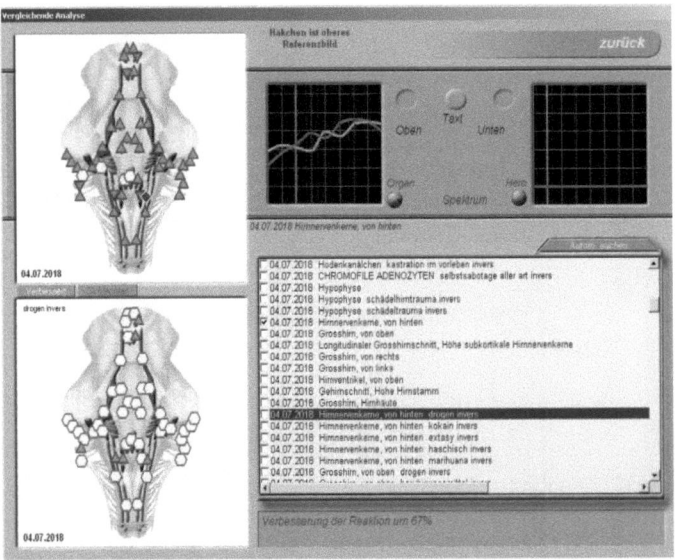

Abb. 81: *Hirnnervenkerne von hinten: Energetische Störung, bei Invertie-rung von Drogen zeigt sich eine Verbesserung des energetischen Befundes um 67%.*

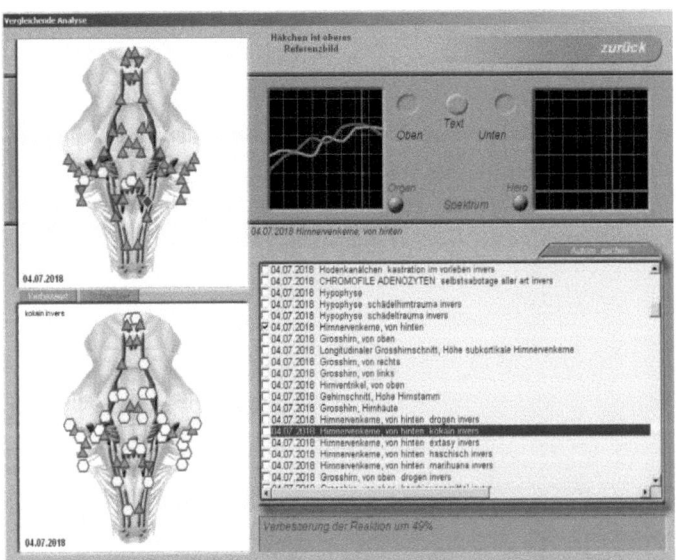

Abb. 82: *Hirnnervenkerne von hinten: Bei Invertierung von Kokain zeigt sich eine Verbesserung des energetischen Befundes um 49%, ein signifikant hoher Wert.*

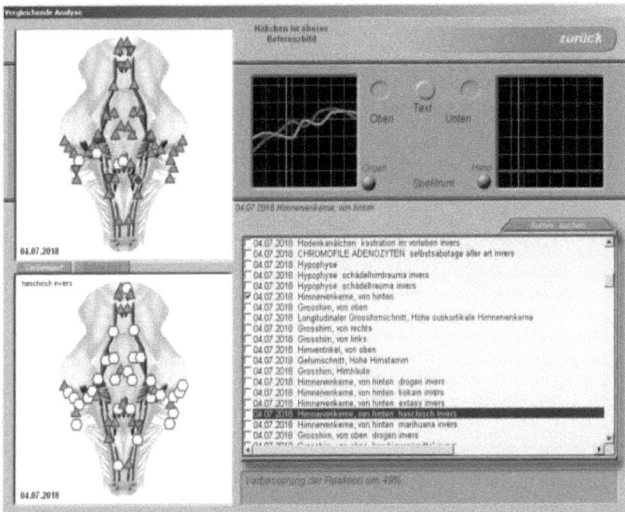

Abb. 83: *Hirnnervenkerne: Bei Invertierung von Haschisch Verbesserung des energetischen Befundes um 49%, ein signifikant hoher Wert.*

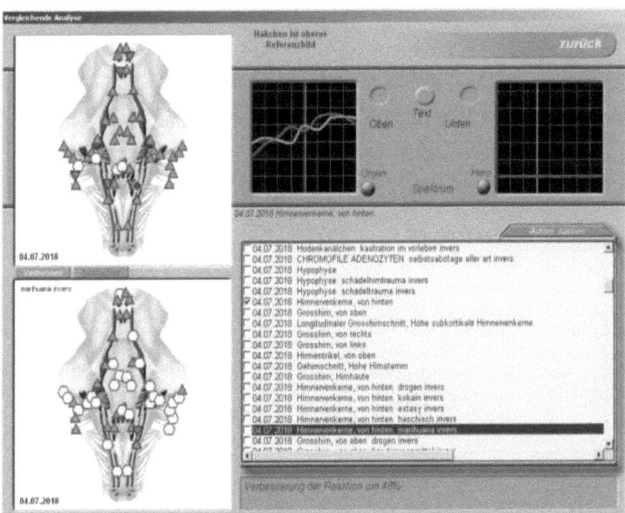

Abb. 84: *Hirnnervenkerne: Bei Invertierung von Marihuana zeigt sich eine Verbesserung des energetischen Befundes um 48%, ein signifikant hoher Wert. Alle anderen Drogen wie z.B. Extasy oder Heroin zeigen keine Verbesserung des energetischen Befundes, weshalb davon auszugehen, dass Kokain, Marihuana und Haschisch die hauptsächlich konsumierten Drogen sind.*

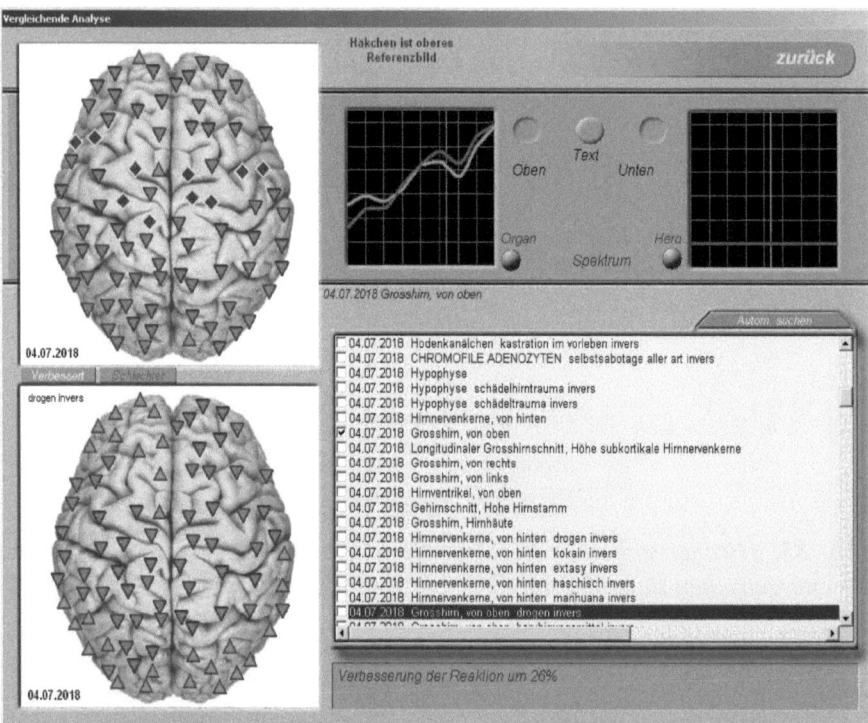

Abb. 85: *Großhirn von oben: Energetische Störung, bei Invertierung von Drogen zeigt sich eine Verbesserung des energetischen Befundes um 26%. Man erkennt die Reduktion der kognitiven Leistungsfähigkeit auf Grund der konsumierten Drogen.*

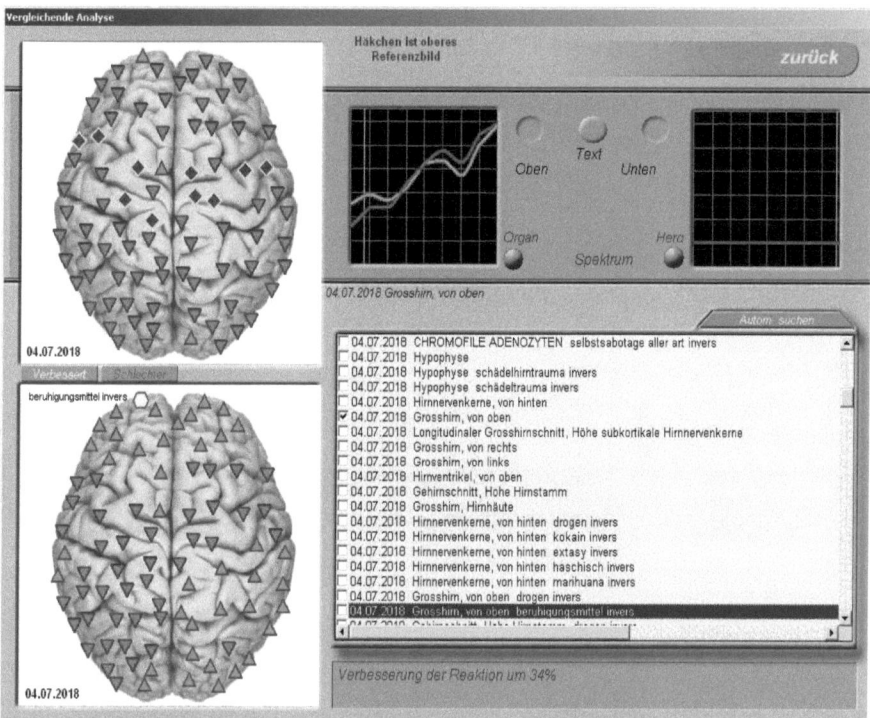

Abb. 86: *Großhirn von oben: Bei Invertierung von Beruhigungsmittel zeigt sich eine Verbesserung des energetischen Befundes um 34%. Es ist davon auszugehen, dass Lubitz vor dem Absturz des Flugzeugs Beruhigungsmittel zu sich genommen hat. Dies entspricht der Schilderung in Presseberichten, wonach Lubitz in den Minuten vor dem Absturz auffällig ruhig im Cockpit gesessen haben muss.*

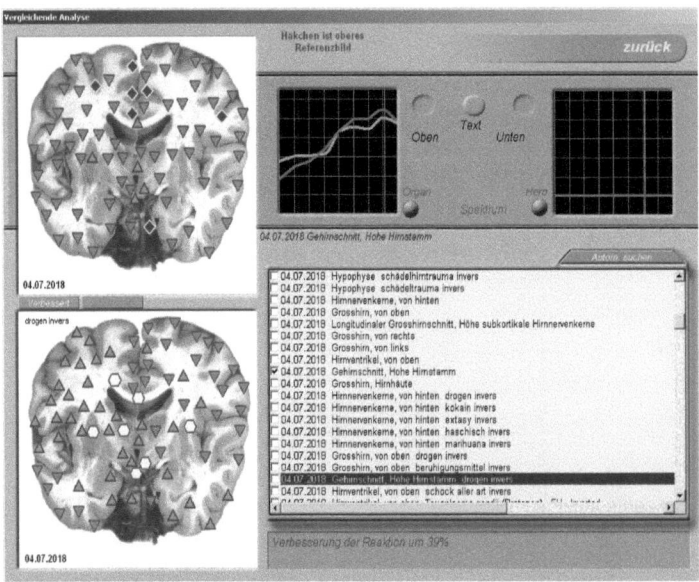

Abb. 87: *Gehirnschnitt, hoher Hirnstamm: Energetische Störung, bei Inver-*
tierung von Drogen Verbesserung des energetischen Befundes um 39%.

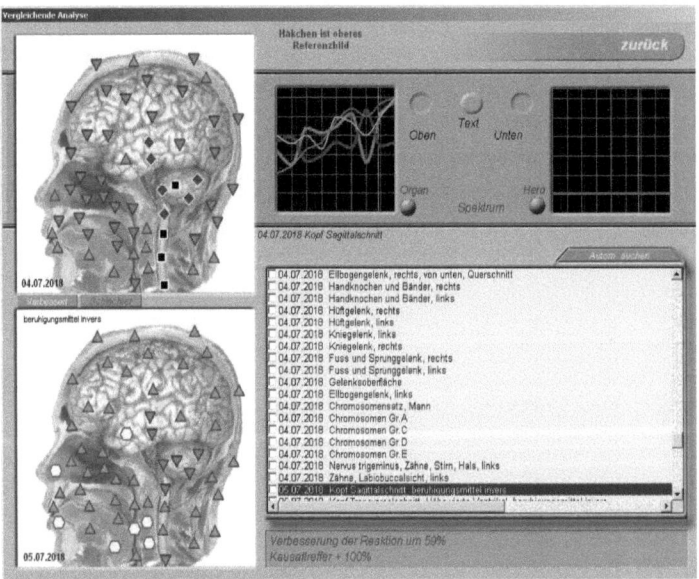

Abb. 88: *Kopf Sagittalschnitt: Energetische Störung, bei Invertierung von*
Beruhigungsmittel Verbesserung des energetischen Befundes um 59%. Be-

*troffen ist das Kleinhirn, weshalb von einer reduzierten Koordinationsfähig-
keit auszugehen ist. Betroffen ist auch das Rückenmark, was typischerweise
zu entsprechenden Reflexminderungen führt. Dieser Befund ist keineswegs
überraschend, zumal Beruhigungsmittel über zentralnervöse Mechanismen
funktionieren.*

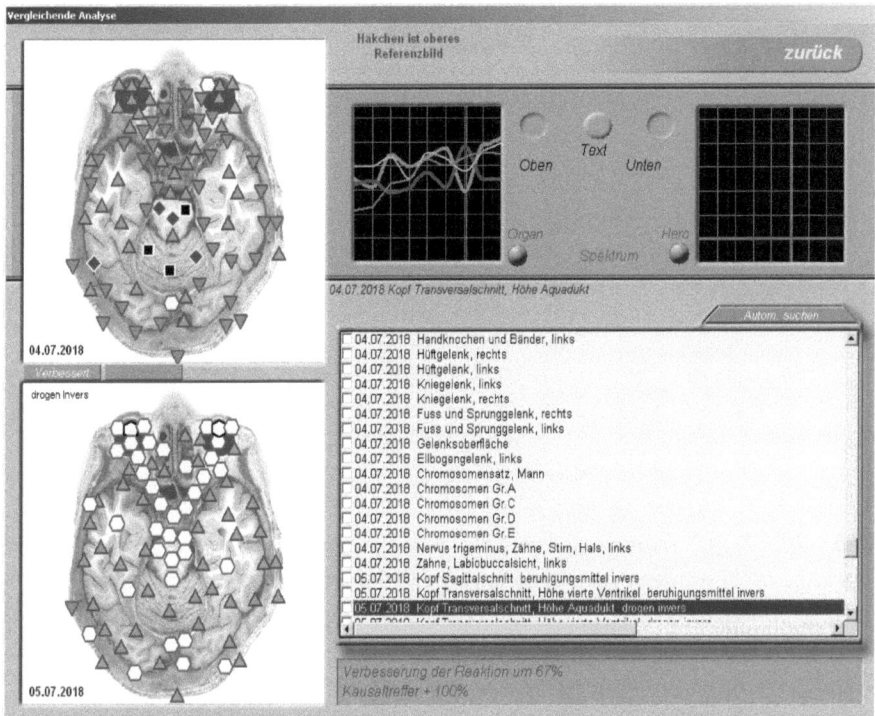

Abb. 89: *Kopf Transversalschnitt, Höhe Aquäduct: Energetische Störung,
insbesondere im Bereich von Hirnstamm und Kleinhirn, bei Invertierung von
Drogen zeigt sich eine Verbesserung des energetischen Befundes um 67%,
die energetischen Belastungen sind durch die diagnostische Invertierung des
Kausalfaktors „Drogen" vollständig verschwunden.*

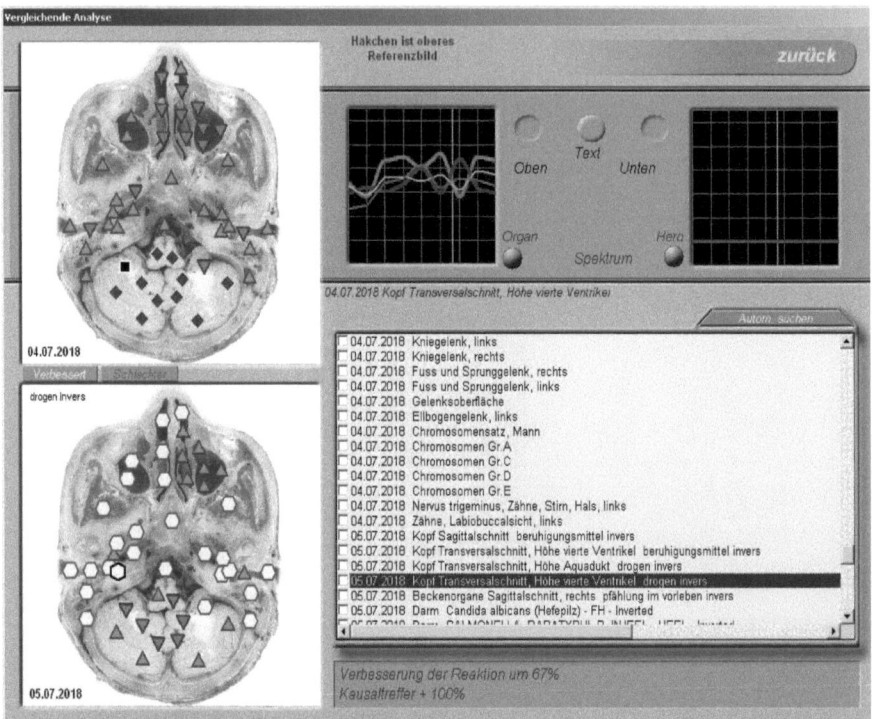

Abb. 90: *Kopf Transversalschnitt, Höhe vierter Ventrikel: Energetische Störung, insbesondere im Bereich von Hirnstamm und Kleinhirn, bei Invertierung von Drogen zeigt sich eine Verbesserung des energetischen Befundes um 67%, die energetischen Belastungen sind durch die diagnostische Invertierung des Kausalfaktors „Drogen" vollständig verschwunden.*

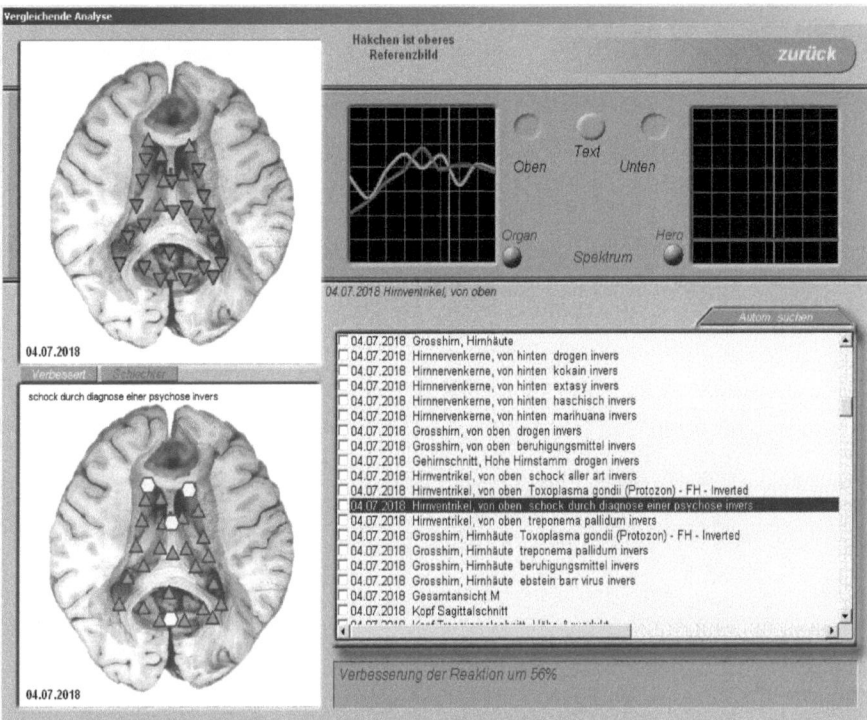

Abb. 91: *Hirnventrikel: Energetische Störung, bei Invertierung von „Diagnose einer Psychose" zeigt sich eine Verbesserung des energetischen Befundes um 56%. Nach aurachirurgischer Erfahrung zeigen sich energetischen Belastungen durch Schock insbesondere auf den Hirnventrikeln, so auch in diesem Fall. Aber auch miasmatische Belastungen durch bakterielle Erreger können auf den Hirnventrikeln nachgewiesen werden, was in der Folge untersucht wird.*

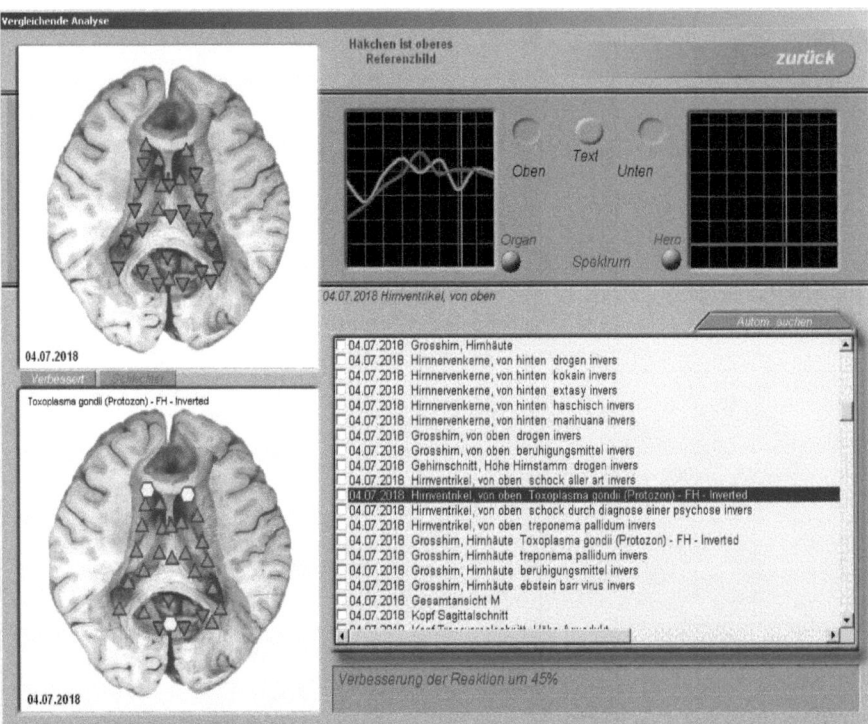

Abb. 92: *Hirnventrikel: Bei Invertierung von Toxoplasma gondii (Protozoon) zeigt sich eine Verbesserung des energetischen Befundes um 45%. Das bedeutet, dass die Information des Erregers, der Depressionen und Suizidalität auslöst, nicht nur auf dem Roten Knochenmark, sondern sogar lokoregional auf der energetischen Zielstruktur für Depressionen und Suizidalität, nämlich dem Gehirn, nachzuweisen ist.*

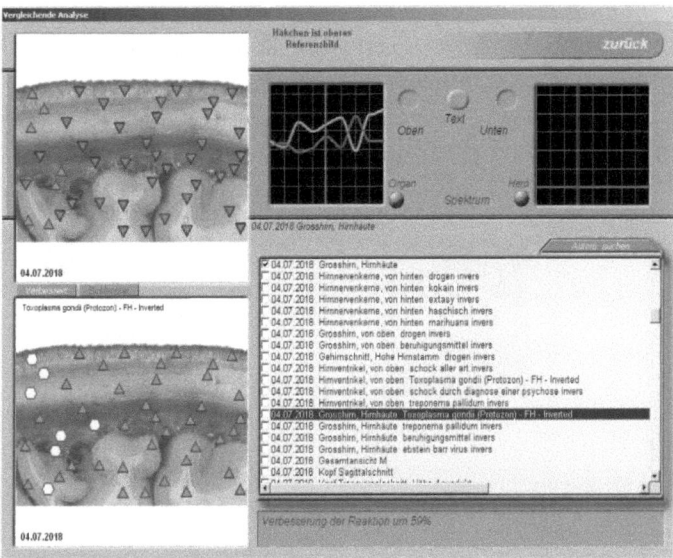

Abb. 93: *Großhirn Hirnhäute: Energetische Störung, bei Invertierung von Toxoplasma gondii (Protozoon) zeigt sich eine Verbesserung des energetischen Befundes um 59%.*

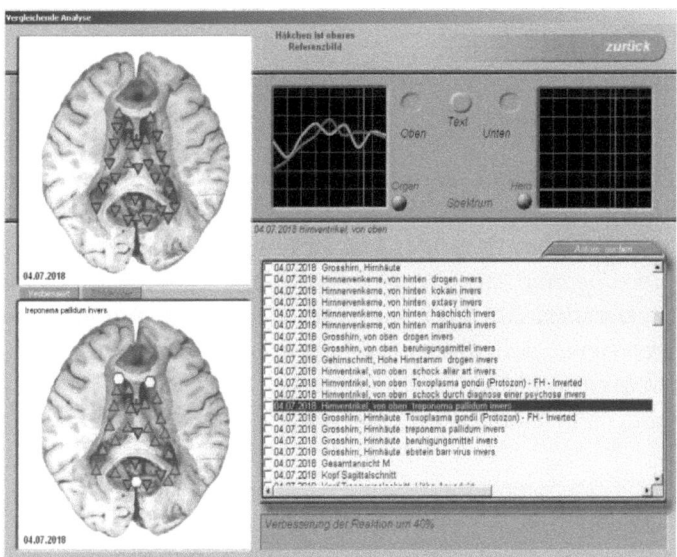

Abb. 94: *Hirnventrikel: Bei Invertierung von Treponema pallidum (Bakterium, Erreger der Syphilis) zeigt sich eine Verbesserung des energetischen Befundes um 40%. Das bedeutet, dass die Information des Erregers, der De-*

pressionen und Suizidalität auslöst, nicht nur auf dem Roten Knochenmark, sondern sogar lokoregional auf der energetischen Zielstruktur für Depressionen und Suizidalität, nämlich dem Gehirn, zu sehen ist.

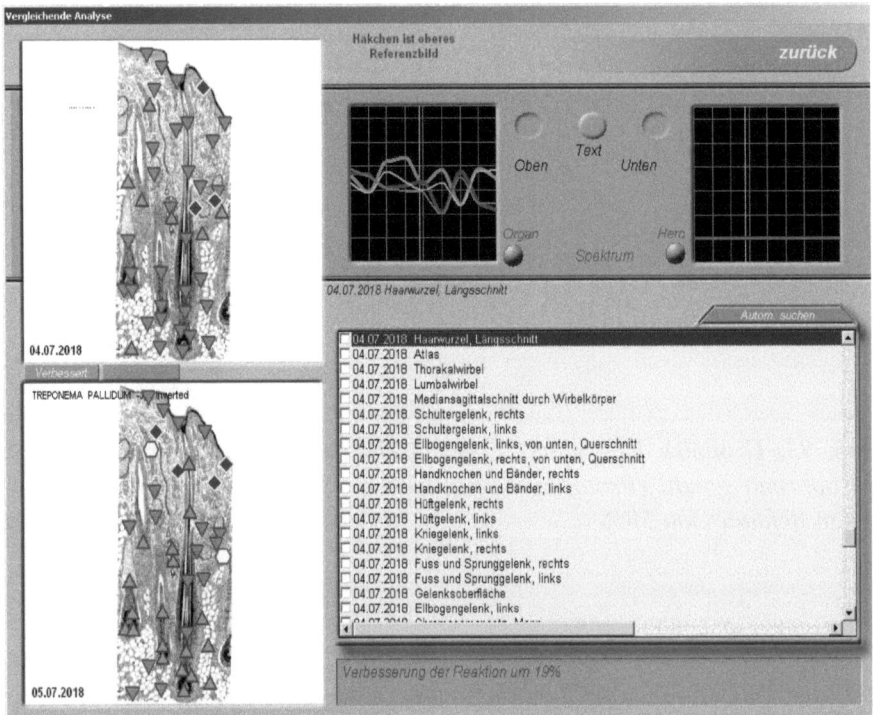

Abb. 95: *Haarwurzel Längsschnitt: Energetische Störung, bei Invertierung von Treponema pallidum (Bakterium, Erreger der Syphilis) zeigt sich eine Verbesserung des energetischen Befundes um 19%, somit eine nur mäßige Belastung. In der Homöopathie existiert der sog. Syphilinum-Typ, der durch Kahlköpfigkeit charakterisiert ist. Auch bei Lubitz liegt diese miasmatische Belastung durch Treponema pallidum in geringem Umfang an den Haarwurzeln vor, was sich entsprechend typischerweise in einem bereits verschobenen Haaransatz im Frontalbereich nach oben zeigt.*

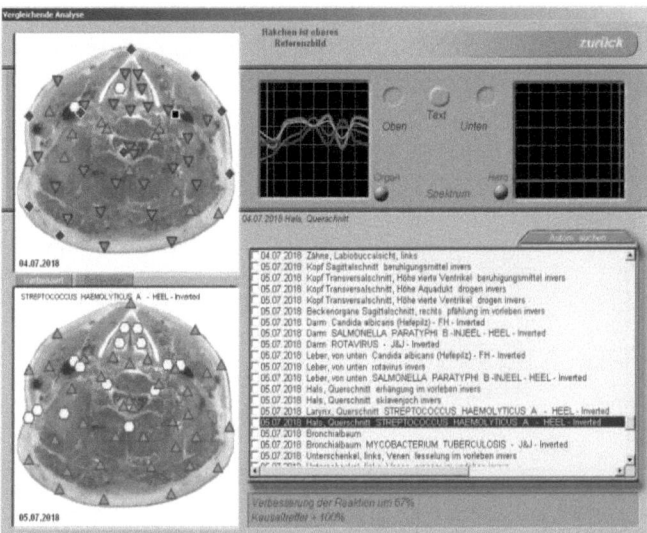

Abb. 96: *Hals Querschnitt: Bei Invertierung von Streptococcus haemolyticus (Bakterium) zeigt sich eine Verbesserung des energetischen Befundes um 67%. Es ist somit davon auszugehen, dass Lubitz einen schweren Halsinfekt durch Streptokokken erlitten hat, dessen Belastung energetisch noch zu sehen ist.*

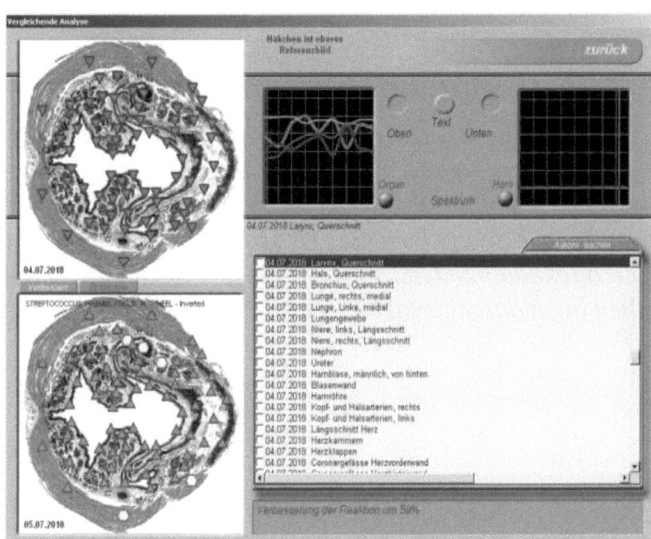

Abb. 97: *Larynx (Kehlkopf): Energetische Störung, bei Invertierung von Streptococcus haemolyticus (Bakterium) zeigt sich eine Verbesserung des*

energetischen Befundes um 59%. Wie oben beschrieben, bildet das karmische Muster des Erhängens den Prädilektionsfaktor für sich ausbildende Halsentzündungen durch Streptokokken.

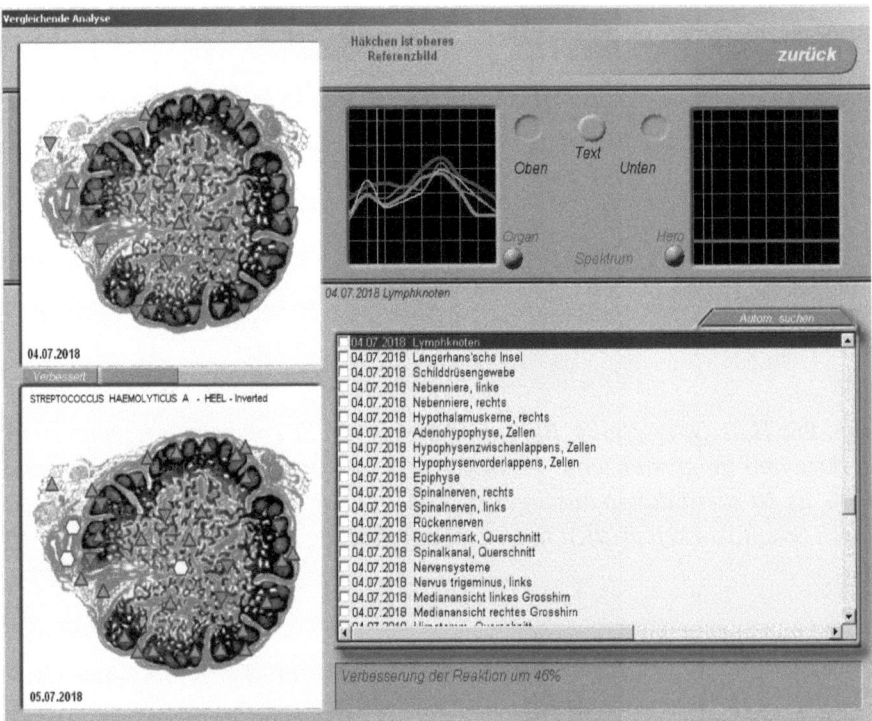

Abb. 98: *Lymphknoten: Energetische Belastung, bei Invertierung von Streptococcus haemolyticus (Bakterium) zeigt sich eine Verbesserung des energetischen Befundes um 44%. Damit ist nachgewiesen, dass es sich wohl um eine schwere Streptokokkenbelastung handelt. Dabei muss es sich nicht zwingend um eine akute Infektion handeln, sondern es kann auch eine informatorische Restbelastung nach durchgemachter Infektion sein.*

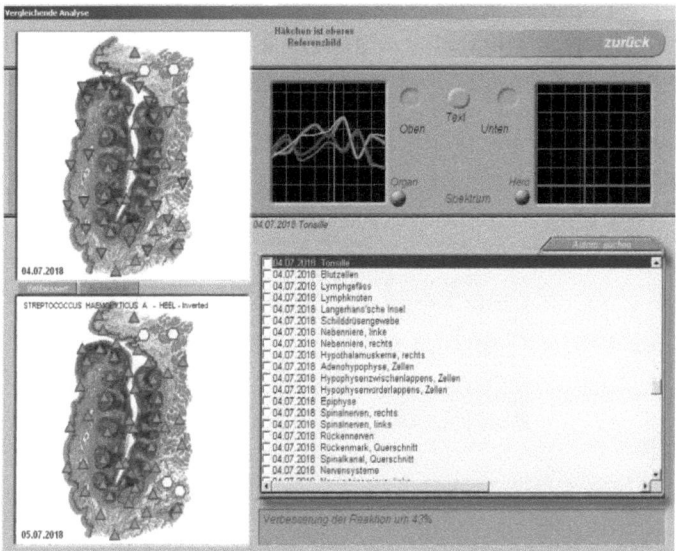

Abb. 99: *Tonsille: Auch hier zeigt sich die energetische Störung, bei Invertierung von Streptococcus haemolyticus (Bakterium) zeigt sich eine Verbesserung des energetischen Befundes um 43%.*

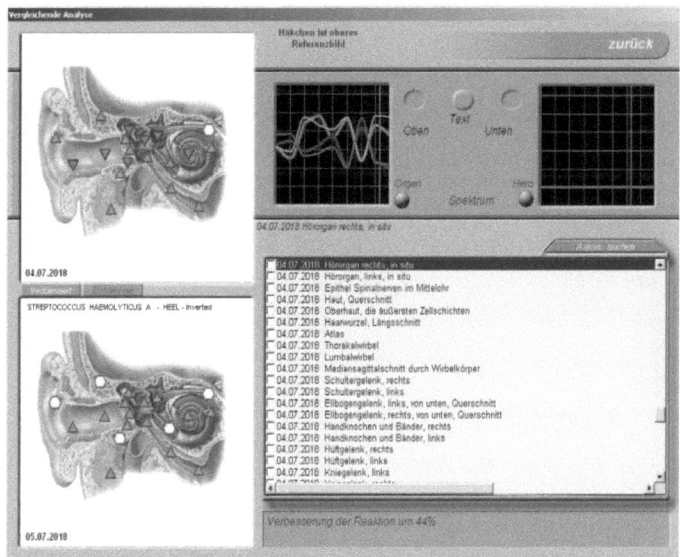

Abb. 100: *Hörorgan rechts: Energetische Störung, bei Invertierung von Streptococcus haemolyticus (Bakterium) zeigt sich eine Verbesserung des energetischen Befundes um 44%. Solche Belastungen führen nicht selten zu*

Hörminderung und vermindertem Gleichgewichtsgefühl, insbesondere bei unterschiedlichen Druckverhältnissen, wie dies in einem Flugzeugcockpit typischerweise der Fall ist. Ob Lubitz hier entsprechende Probleme hatte, ist unbekannt.

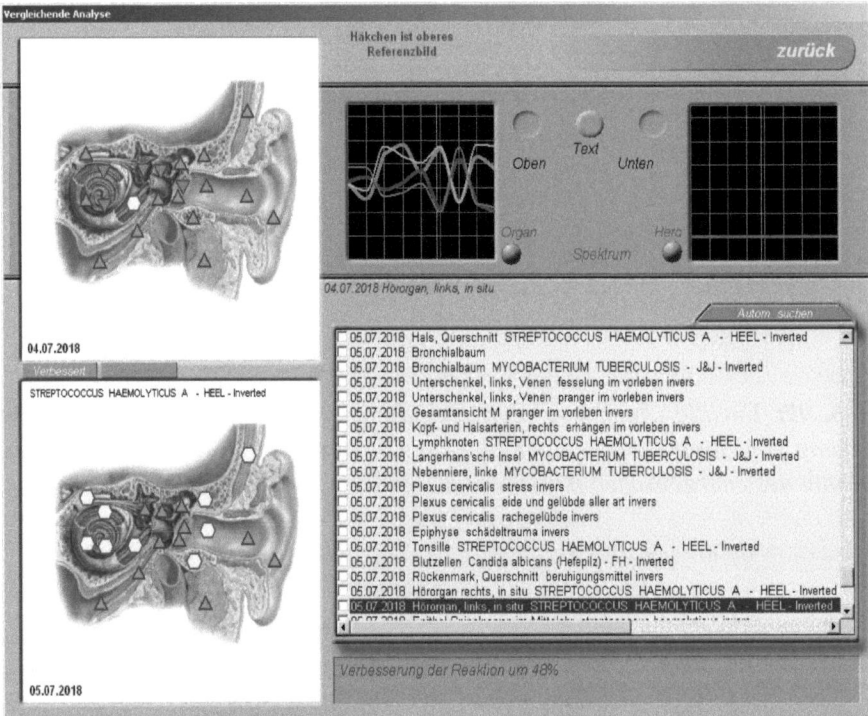

Abb. 101: *Hörorgan links: Energetische Störung, bei Invertierung von Streptococcus haemolyticus (Bakterium) zeigt sich eine Verbesserung des energetischen Befundes um 48%.*

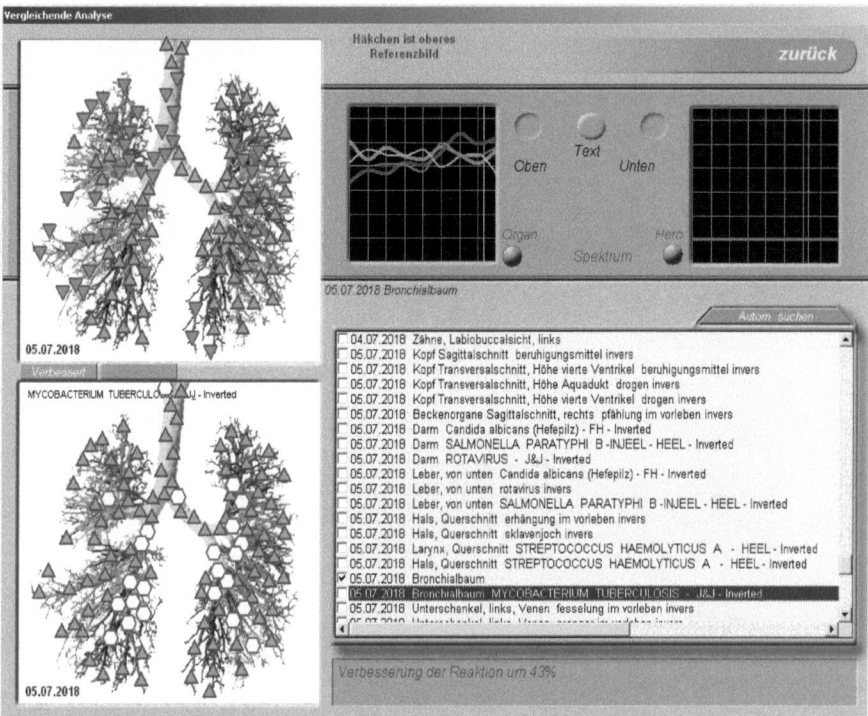

Abb. 102: *Bronchialbaum: Energetische Störung, bei Invertierung von My-cobacterium tuberculosis (Bakterium) kommt es zu einer Verbesserung des energetischen Befundes um 43%. Es handelt sich hierbei nicht um eine Tu-berkulose-Infektion, sondern um eine epigenetisch von Vorfahren vererbte Tuberkulose-Information. Eine solche informatorische Belastung bezeichnet man als Miasma. Ein Vorfahre muss eine Tuberkuloseinfektion erlitten ha-ben. Die energetische Belastung bei Nachfahren bleibt im Bestfall asympto-matisch, kann aber auch eine Schwachstelle im Körper bilden, die zu chro-nisch rezidivierenden Bronchitiden oder gar Asthma bronchiale führen kann. Ob Lubitz hier unter einer entsprechenden Symptomatik litt, ist unbekannt.*

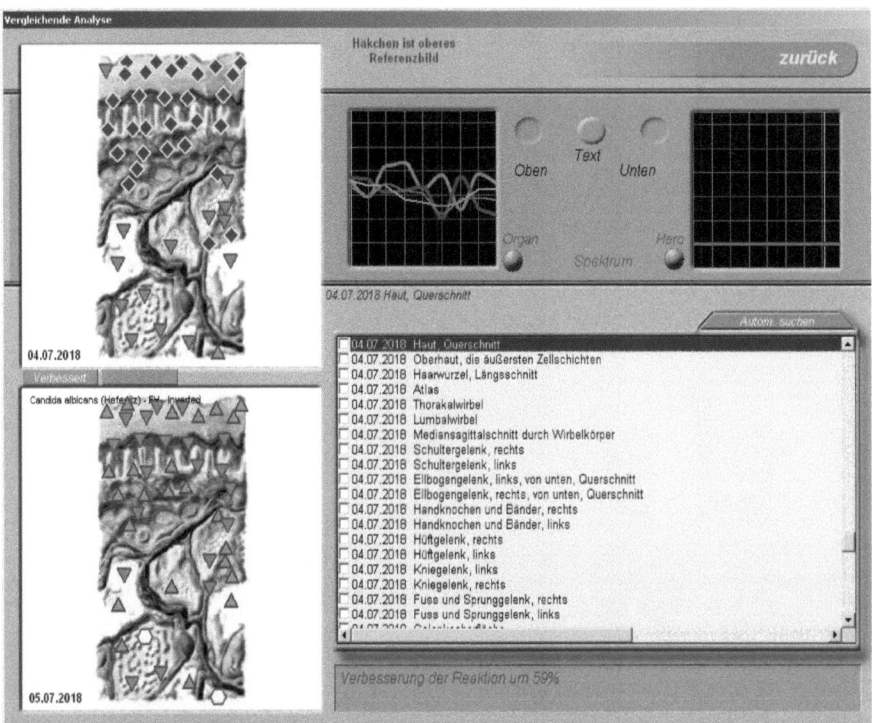

Abb. 103: *Haut Querschnitt: Energetische Störung, bei Invertierung von Candida albicans zeigt sich eine Verbesserung des energetischen Befundes um 59%. Die Haut gehört nach TCM-Logik zum Element Metall, genauso wie die Meridiane von Darm und Lunge. Beide Meridiane, sowohl Darm als auch Lunge, sind bei Lubitz schwer gestört, insofern ist die energetische Störung der Haut die unmittelbare Konsequenz daraus. Auch die Nase kann betroffen sein mit Allergien, z.B. Heuschnupfen. Bei Betrachtung einer Abbildung von Lubitz ergeben sich Hinweise auf Unreinheiten der Haut, z.B. im Sinne einer Akne vulgaris.*

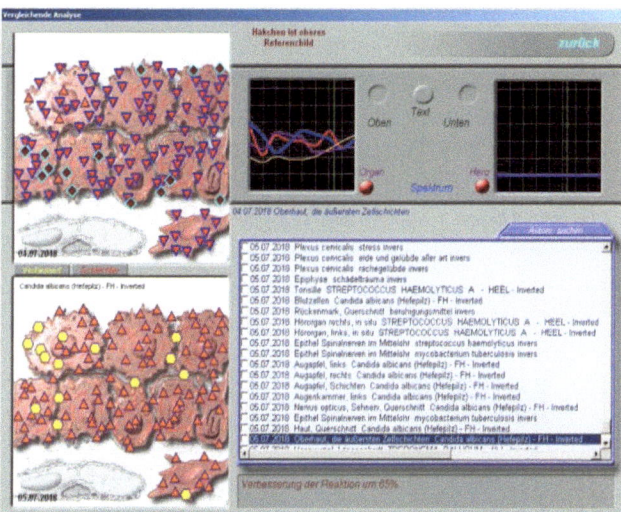

Abb. 104: *Oberhaut: Energetische Störung, bei Invertierung von Candida albicans zeigt sich eine Verbesserung des energetischen Befundes um 65%, es ergibt sich ein Normalbefund.*

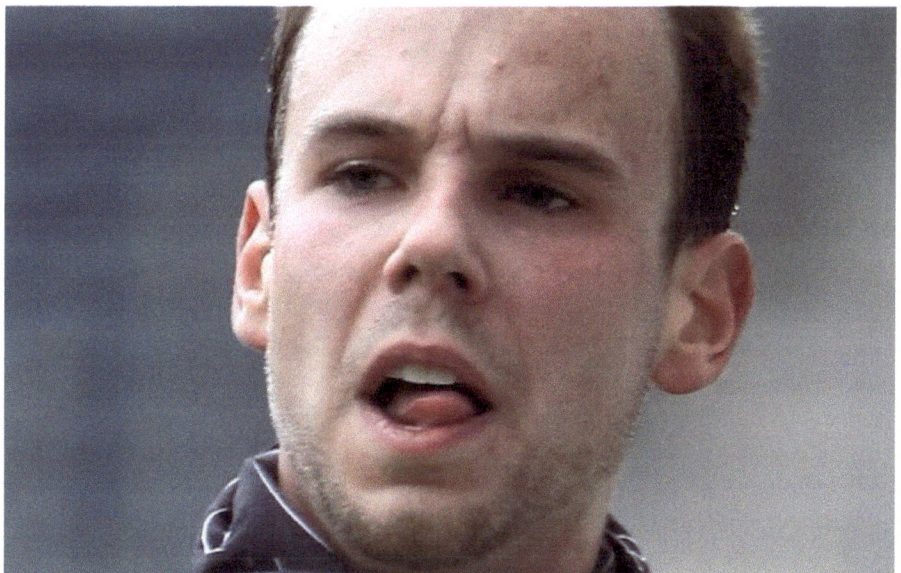

Abb. 105: *Abbildung des Gesichts von Lubitz: Erkennbar sind die zahlreichen Hautunreinheiten in Form von Papeln und Pusteln an der Stirn, was angesichts der energetischen Belastung von Dickdarm und Lunge nach*

TCM-Logik typisch ist. Außerdem erkennt man auch die livide rötlich ge-
färbten grobporigen Backen, die auf eine energetische Tuberkulosebelastung
hindeuten. Dabei handelt es sich nicht um eine Infektion, sondern um eine
von Vorfahren ererbte Information. Auch erkennt man die tiefen Stirnfalten,
was bei Patienten mit der bereits erwähnten Lichtempfindlichkeit bei ener-
getischen Leberstörung typisch ist, weil sie als Abwehrmaßnahme gegen das
als grell empfundene Licht die Augen fortwährend zukneifen.

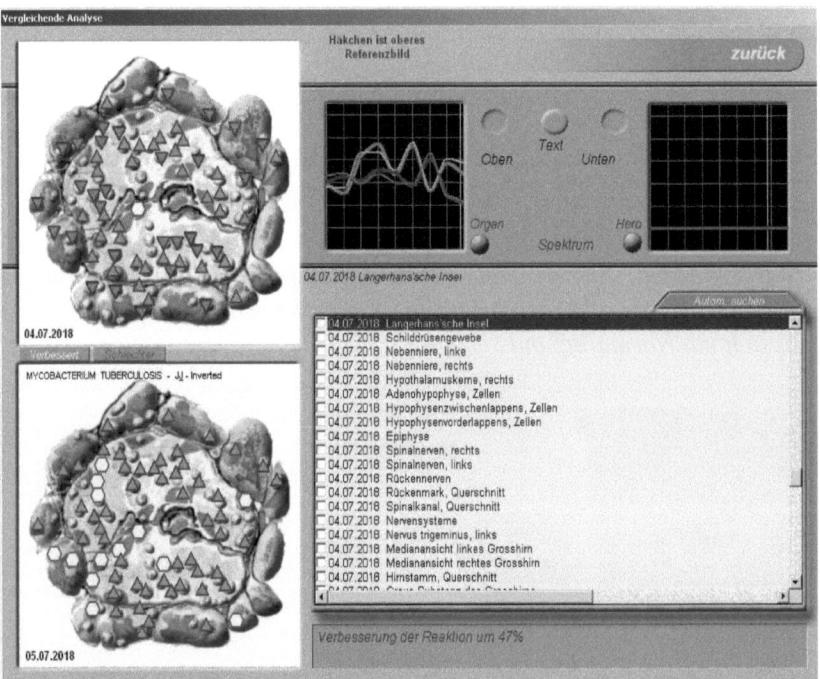

Abb. 106: *Langerhans'sche Inselzellen, Produktionsort von Insulin in der*
Bauchspeicheldrüse: Energetische Belastung, bei Invertierung von Myco-
bacterium tuberculosis (Bakterium) zeigt sich eine Verbesserung des ener-
getischen Befundes um 47%. Diese Situation beschreibt die Information ei-
ner Auszehrung durch Tuberkulose im Vorleben: Im Unterbewusstsein der
betreffenden Person besteht der latente Wunsch nach Essenaufnahme, ins-
besondere kohlenhydratreicher Ernährung, um die Situation einer drohen-
den Auszehrung von vornherein zu vermeiden. Auch suchthaftes Verlangen
nach Süßem und Ersatzstoffen spielt hier eine Rolle. Es ist davon auszu-
gehen, dass das Verlangen nach Zucker mit der sich daraus ergebenden Stö-
rung der Darmflora durch die zugrunde liegende Belastung mit dem Myco-
bacterium tuberculosis auf den Langerhans'schen Inselzellen bedingt ist.

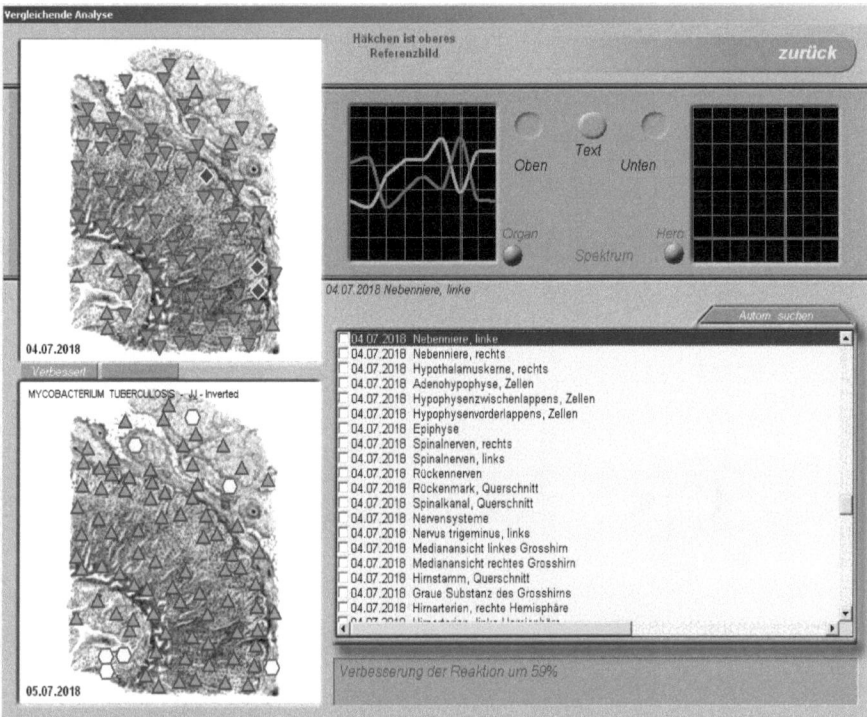

Abb. 107: *Nebenniere links: Energetische Störung, bei Invertierung von Mycobacterium tuberculosis (Bakterium) zeigt sich eine Verbesserung des energetischen Befundes um 59%. Derartige energetischen Belastungen der Nebennieren finden sich typischerweise bei Tuberkuloseinformationen, denn neben der häufigeren Lungentuberkulose sind es insbesondere Niere und Nebenniere, die durch Tbc-Bakterien befallen werden. Die Symptome sind unterschiedlich, von asymptomatisch bis zu schweren Störungen der Hormonsekretion der Nebennieren, unter Umständen mit vorzeitiger Pubertät oder Blutdruckregulationsstörungen, aber auch Angststörungen als spezifische Emotion nach TCM. Nach Aussage der behandelnden Ärzte litte Lubitz unter Angststörungen.*

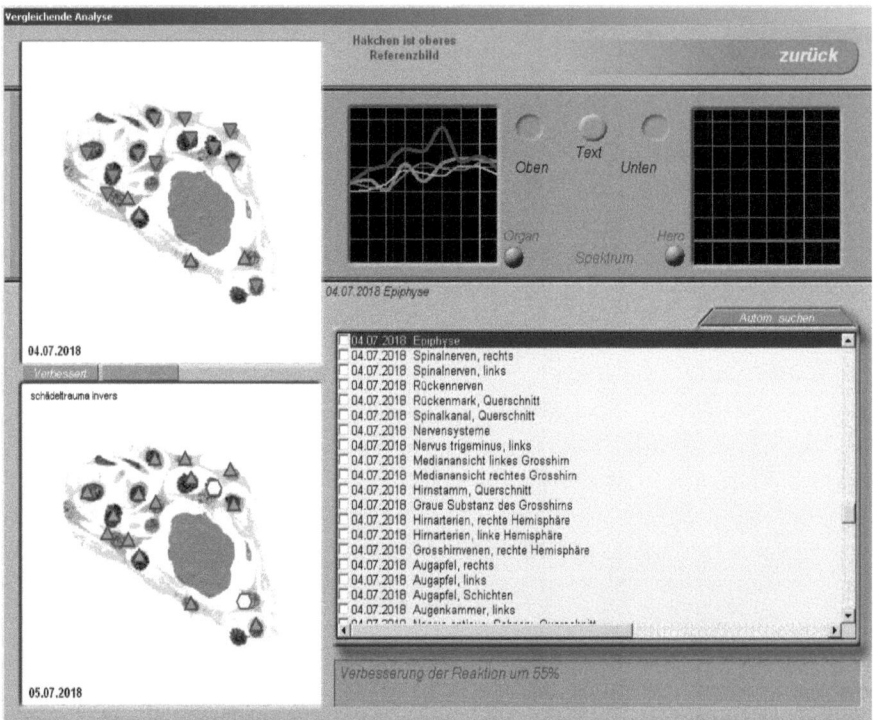

Abb. 108: *Epiphyse: Energetische Störung, bei Invertierung von Schädel-trauma zeigt sich eine Verbesserung des energetischen Befundes um 55%. Ganz offensichtlich hat Lubitz im Lauf seines Lebens eine Schädelprellung erlitten, die feinstofflich noch Jahre später in der NLS-Analyse nachgewiesen werden kann.*

Bewertung: Es handelt sich um einen äußerst komplexen Fall, der durch zahlreiche karmische wie auch miasmatische Störungen gekennzeichnet ist.

- Energetische Störung im Darm, Candida albicans, Salmonellen und Rotaviren, was zu einer schweren Störung des Mikrobioms (physiologische Darmflora) führt. Dese Belastung im Darm bewirkt eine energetische Störung der Leber, was sich durch die emotionale Symptomatik von Wut und Zorn, Müdigkeit, Schlafstörungen, Sehstörungen und Lichtempfindlichkeit äußert, aber auch durch Einlagerungen von Stoffwechselprodukten in Muskeln, Sehnen, Bändern und Gelenken.

- Energetische Störung der Augen und der Sehnerven, die bei Invertierung von Candida albicans vollständig verschwindet. Auf die energetische Zusammengehörigkeit von Augen und Leber in der TCM wurde hingewiesen. Die von Lubitz bemerkte nachlassende Sehleistung oder gar befürchtete Erblindung ist auf Grund der Befunde einzig auf eine Störung des Mikrobioms im Darm zurückzuführen, mit einer in der TCM bekannten kaskadierenden Wirkkette von Darm über Leber zu Auge. Es ist davon auszugehen, dass bei Sanierung des Darms die Sehleistung hätte vollständig wieder hergestellt werden können.

- Energetische Störung auf Grund der miasmatischen Belastung durch Toxoplasma gondii und Treponema pallidum nicht nur im Roten Knochenmark, sondern auch lokoregional in den entsprechenden Hirnstrukturen mit Auslösung einer schweren Depression und Suizidalität. Gerade die hohe Belastung durch Treponema pallidum bewirkt ein schweres Selbstzerstörungsprogramm im Menschen, was in Kombination mit der Emotion von Wut und Zorn auf Grund der Leberstörung zu einem gefährlichen Potenzial führt.

- Energetische Störung durch die karmischen Muster der Kastration, der Pfählung, des Prangers und des Erhängens im Vorleben.

- Energetische Störung durch die karmischen Muster von Schuld, Eiden und Gelübden. Lubitz trägt die Informationen von Keuschheitsgelübde, Rachegelübde, Armutsgelübde, Obrigkeitsgelübde, Ordensgelübde, im speziellen die Zugehörigkeit zu einem Buß- und Bettelorden in sich. Bemerkenswert ist das deutliche Rachegelübde. Solche Rachegelübde finden sich im aurachirurgischen Kontext insbesondere bei Personen mit entsprechenden Erniedrigungen, Folterungen oder Hinrichtungen im Vorleben. Allein die bei Lubitz gefundenen zahlreichen karmischen Belastungen bieten ausreichend Anlass zu zerstörerischen Taten.

- Energetische Störung durch Schädelprellung und Gehirnerschütterung.

- Energetische Störung durch Streptokokkeninfekt mit Einschränkung der Hör- und Gleichgewichtsorgane im Mittel- und Innenohr.

- Energetische Störung durch Schock ohne Spezifikation der Art des Schocks.

- Energetische Störung durch Drogenkonsum und Beruhigungsmittel.

Die Ausführungen machen klar, dass jeder Mensch auf Grund der vererbten und erworbenen energetisch-informatorischen Muster aus dem miasmatischen und karmischen Umfeld determiniert ist. Insbesondere das auf der Thymusdrüse nachweisbare Rachegelübde im Zusammenhang mit den karmischen Mustern von Kastration, Pfählung, Pranger und Erhängen im Vorleben sind für die „Erweiterung" des Suizids verantwortlich. Menschen mit einer isolierten miasmatischen Störung durch Treponema pallidum oder Toxoplasma gondii, nachweisbar in der NLS-Analyse auf dem Roten Knochenmark, sind für suizidale Akte gefährdet. Dass Lubitz jedoch den Suizid erweitert hat, indem er 149 weitere Personen mit in den Tod genommen hat, lässt sich wohl am besten durch eine Kombination aus einem schweren Rachegelübde auf Grund früher erlebter Schändungen und Erniedrigungen sowie die Emotion von Wut und Zorn bei einer zugrunde liegenden energetischen Leberstörung erklären. Aus der aktuellen Inkarnation sind derartige Erniedrigungen im Beruf ebenfalls bekannt geworden: So musste er, nachdem er zunächst nicht als Pilot eingesetzt werden konnte, sich im Servicebereich des Flugzeugs verdingen und Essen und Getränke servieren. Dabei erhielt er von seinen Kollegen den Spitznamen „Tomaten-Andi", in Anspielung auf die Tatsache, dass in Flugzeugen besonders viel Tomatensaft serviert wird.

So schrecklich und verwerflich die Tat durch Lubitz ist, so beinahe naheliegend und konsequent wirken seine Motive und Handlungsweisen angesichts der zahlreichen energetisch-informatorischen Belastungen. Diese Erkenntnis ist sehr weitreichend, denn sie macht klar, dass ein „freier Wille" in diesem Sinne unter Umständen nicht existiert, sondern die Willensbildung und die Handlungen eines Menschen von zahlreichen impliziten Einflussfaktoren bzw. Programmierungen abhängen, die dem Menschen keineswegs bewusst sind. Aus der Forschung im Tierreich sind solche Erkenntnisse seit langem bekannt, indem Parasiten im Gehirn von Wirtsorganismen Suizidprogramme induzieren. Solche Einflussfaktoren zu erkennen und gezielt zu behandeln ist das Ziel der Aurachirurgie.

Die bisherigen Ansätze der Schulmedizin reichen nicht aus, da sie über den rational-logischen Ansatz der Sprache versuchen, den seelischen Problemen auf den Grund zu gehen. Seelische Themen folgen keinem rational-logischen Prinzip, sind jedoch durch die energetisch-informatorische Methodik der Aurachirurgie zu eruieren. Auch wenn die Aussage an dieser Stelle verwegen klingt, so hätte man auf Grund der schweren energetisch-informatorischen Belastungen bei Lubitz mit den Methoden der Aurachirurgie erkennen können, wie hoch das Gefährdungspotenzial tatsächlich war. Auch eine wirkungsvolle Behandlung mit einer aurachirurgischen Löschung der energetisch-informatorischen Belastungen wäre wohl möglich gewesen.

Drogenkonsum

Anamnese: Der 63-jährige Patient kommt wegen eines Nierencarcinoms in die Behandlung, das schulmedizinisch diagnostiziert und inzwischen auch operiert wurde. Sein Ansinnen ist es, sich energetisch analysieren zu lassen, um sicher zu stellen, dass in diesem Bereich alles in Ordnung sei.

Aurachirurgie: Im Rahmen der NLS-Analyse zeigt sich eine schwere energetische Störung im Bereich des Hirnstamms, der Hirnnervenkerne sowie im Bereich des Kleinhirns. Bei Invertierung von Drogen zeigt sich eine Verbesserung des energetischen Befundes um sage und schreibe 72%. Befragt nach einem früheren Drogenkonsum schauen sich der Patient und seine Frau ganz betreten an und meinen unisono, dass das doch inzwischen 40 Jahre zurück liege und sie ganz entsetzt seien, dass man das immer noch auf den entsprechenden Organstrukturen nachweisen könne. Im weiteren Gespräch stellt sich heraus, dass der Patient mit Anfang 20 drogenabhängig war und über Jahre Heroin gespritzt hat.

Bewertung: Es ist immer wieder beeindruckend zu sehen, nach welch langer Zeit sich frühere Drogenexzesse noch energetisch-informatorisch auf den entsprechenden Organstrukturen in der NLS-Analyse nachweisen lassen. Die energetischen Störungen im Bereich des Hirnstamms und der Hirnnervenkerne sind für die Lethargie und Müdigkeit verantwortlich, die bei Drogenkonsum auftreten, die energetischen Störungen im Bereich des Kleinhirns für die koordinativen Ausfälle mit Schwankschwindel, Nystagmus und Intentionstremor. Letzterer zeigt sich in beeindruckender Weise beim sog. Finger-Nase-Versuch, wie er bei Drogenkontrollen durch die Polizei routinemäßig durchgeführt wird. Wenn man sieht, wie sehr sich entsprechende Belastungen organisch über Jahrzehnte manifestieren, dann verwundert es nicht mehr, dass es so viele drogeninduzierte Psychosen gibt. Insbesondere auch vor dem Hintergrund der aktuellen Diskussionen um Freigaben und Legalisierungen von Marihuana stimmt einen das sehr bedenklich. Die Legalisierung in Kanada führte dazu, dass sämtliche Bestände von Marihuana nach nur einem einzigen Tag ausverkauft waren. Selbst in den Börsenbriefen werden Aktien von Unternehmen, die im Anbau und Vertrieb von Marihuana tätig sind, als Kaufempfehlungen angepriesen. Olivier Marie von der niederländischen Universität und Ulf Zölitz vom Forschungsinstitut zur Zukunft der Arbeit (IZA) in Bonn untersuchten an 54.000 Studenten aus Maastricht die Auswirkungen des Rauschmittels auf ihre Prüfungsleistungen. Dabei kamen Marie und Zölitz zu dem eindeutigen Ergebnis, dass Studenten ohne Cannabis deutliche bessere Prüfungsnoten erreichten, insbesondere in den mathematischen Fächern. Alles in allem unter aurachirurgischen Aspekten eine sehr bedenkliche Entwicklung.

Stürze

Anamnese: Der 62-jährige Patient kommt in die Behandlung wegen eines sog. Sick-Sinus-Syndroms[2], das seit nunmehr 10 Jahren besteht. Vor 5 Jahren erhielt er einen Herzschrittmacher, nachdem er häufig gestürzt sei. Immer wieder bemerkt er, wenn der Schrittmacher anspringt, sobald sein Puls wieder zu weit absinkt. Das belaste ihn psychisch sehr, zumal er dann wisse, dass er sonst ohne den Herzschrittmacher wieder ohnmächtig kollabieren würde (=Synkope[3]).

Aurachirurgie: In der aurachirurgischen Exploration zeigt sich das karmische Muster des Erhängens im Vorleben, mit einer deutlich spürbaren Schlaufe in der Aura beim Zug vor dem Patienten sowie einem ebenso deutlich spürbaren Strick beim Zug hinter dem Kopf des Patienten nach oben. Dabei entwickelt sich eine derartig starke Resonanz, dass der Patient regelrecht aufschreit und entsetzt zurückweicht, mit der Frage an den Aurachirurgen, was er denn da bei ihm gemacht habe.

Bewertung: Dieser Fall ist beeindruckend, zumal sich eine schlüssige aurachirurgische Wirkkette ergibt, die nicht auf ein Sick-Sinus-Syndrom hinweisen, sondern auf ein sog. Karotissinussyndrom. Das karmische Muster des Erhängens führt zu einer lokalen Irritation des Sinus caroticus. Als Karotissinussyndrom bezeichnet man die Hyperreagibilität des Pressorezeptorenreflexes, meist in Folge einer arteriosklerotisch oder tumorbedingten Gefäßstenose, im Bereich des Sinus caroticus. Der Karotissinus enthält zahlreiche Barorezeptoren, die bei der Blutdruckregulation eine wichtige Rolle spielen. Seine viszerosensible Innervation erfolgt durch einen Ast des Nervus glossopharyngeus, dessen Afferenzen im

---

[2] Unter dem Begriff des Sick-Sinus-Syndrom werden mehrere nomotope (ausgehend vom physiologischen Impulsgeber für die Herzaktion, d.h. vom Sinusknoten im Bereich des rechten Vorhofs, im Gegensatz zu den sog. ektopen Impulsgebern) Herzrhythmusstörungen zusammengefasst, die ihren Ursprung im Sinusknoten haben: Sinusbradykardie nach Ausschluss anderer Ursachen, zeitweilig auftretender Sinusarrest bzw. eine komplette Blockierung zwischen Sinusknoten und Vorhofmyokard (= sinuatrialer Block), ein Wechsel zwischen supraventrikulärer Tachykardie, systolischen Pausen und Sinusbradykardie, was als Tachykardie-Bradykardie-Syndrom bezeichnet wird Ursachen für diesen Funktionsdefekt können jegliche Schädigungen des Sinusknotengewebes (z.B. im Rahmen von koronarer Herzkrankheit, Kardiomyopathie, Myokarditis) sein. Er tritt aber auch idiopathisch auf. Häufig ist auch Antiarrhythmika- oder Digitalisüberdosierungen die Ursachen. Das gilt vor allem für Betablocker. Wichtigste Symptome sind Tachykardie und Bradykardie. Hierbei macht sich die Tachykardie subjektiv als "Herzklopfen", Dyspnoe und Angina pectoris bemerkbar, die Bradykardie in Gestalt von Synkopen (Adams-Stokes-Anfälle), Zeichen der Herzinsuffizienz, sowie Schwindel, Seh- und Hörstörungen.

[3] Die Synkope, auch Kreislaufkollaps genannt, ist ein kurzer, spontan reversibler Bewusstseinsverlust infolge einer gestörten Durchblutung des Gehirns (zerebrale Ischämie) . Sie geht mit einem Verlust der Haltungskontrolle einher.

Nucleus tractus solitarii (NTS) in der Medulla oblongata verschaltet werden. Der NTS wiederum moduliert indirekt (via Hypothalamus) die Aktivität sympathischer und parasympathischer Neuronen in der Medulla oblongata und im Pons - und beeinflusst damit die Kontrolle des vegetativen Nervensystems über das kardiovaskuläre System. Bekannt sind Fälle in der Schulmedizin durch eng anliegende Krawatten, die auf den Karotissinus drücken und bisweilen zu Ohnmachtsanfällen führen können. Ein analoger Fall liegt hier vor, allerdings nicht im Sinne einer mechanischen Kompression, sondern in Form einer energetischen Störung mit einem virtuellen Strick, der offensichtlich auf den Sinus caroticus „drückt" bzw. diesen so stark irritiert, dass es zu Ohnmachtsanfällen kommt. Und tatsächlich: Nach aurachirurgischer Entfernung des Stricks in der Aura normalisiert sich die Situation für den Patienten deutlich. Er merkt, dass der Herzschrittmacher nicht mehr anspringt, was als Zeichen gewertet werden kann, dass keine Bradykardie-induzierenden Störimpulse mehr vom Sinus caroticus ausgehen.

Abstehendes Schulterblatt

Anamnese: Patientin, 37 Jahre alt, kommt in die Praxis wegen einer Scapula alata als Folge eines Sturzes vom Fahrrad vor 6 Monaten. Eine Scapula alata ist das ein- oder beidseitig auftretende flügelartige Abstehen des Schulterblatts (Scapula) vom Thorax. Die Scapula alata ist ein Symptom verschiedener neurologischer Erkrankungen und kann schwach ausgeprägt auch physiologisch sein. Typischerweise lässt sich die Sacapula alata nachweisen

- bei einer Lähmung des Musculus serratus anterior, beispielsweise nach Schädigung des Nervus thoracicus longus. Merkmal ist die Zunahme der Scapula alata bei Elevation der Schulter.

- bei einer Parese des Musculus trapezius nach Schädigung des Nervus accessorius. Sie führt zur Zunahme der Scapula alata bei Abduktion der Schulter.

- bei einem Ausfall des Nervus dorsalis scapulae.

- bei einer generalisierten Erkrankungen der Muskulatur, z.B. der Duchenne-Muskeldystrophie

Aurachirurgie: In der aurachirurgischen Exploration zeigt sich das karmische Muster der missglückten Flucht zur entsprechend rechten Seite, was entsprechend erfolgreich behandelt wird.

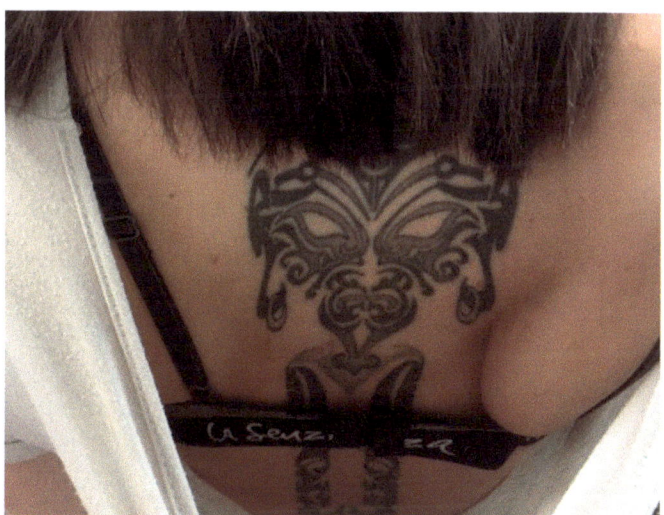

Abb. 109: *Rückenansicht: Es zeigt sich das deutlich abstehende rechte Schulterblatt als sog. Scapula alata.*

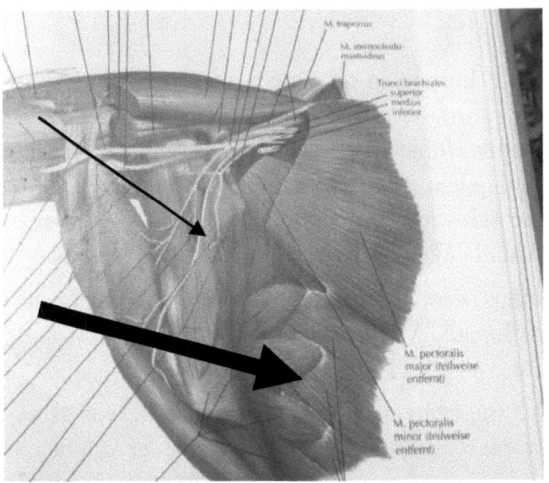

Abb. 110: *Anatomische Verhältnisse der Schulter: Bei Punktion mit der chirurgischen Sonde in die entsprechenden Nervenstrukturen zeigt sich eine Resonanz im N. thoracicus longus (dünner Pfeil), der nach vorne zum M. serratus anterior (dicker Pfeil) zieht. Der Nerv wird aurachirurgisch durch Verbinden der Nervenenden und durch Aufsetzen der Stimmgabel behandelt, was von der Patientin als äußerst wohltuend empfunden wird. Nach etwa 5 Minuten ist die Resonanz als Zeichen der erfolgreichen Behandlung verschwunden.*

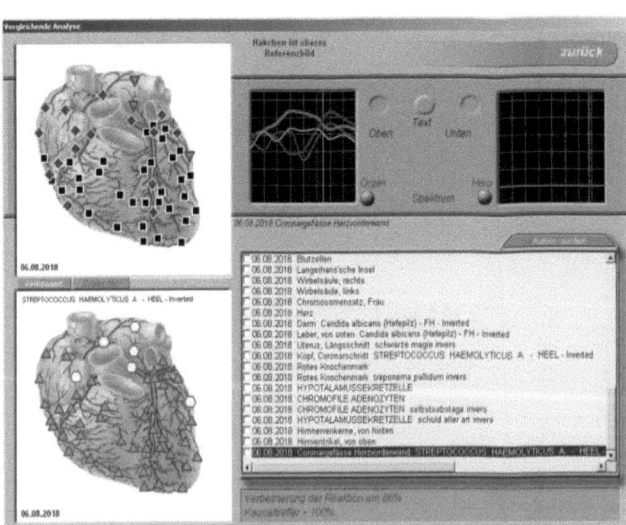

Abb. 111: *Coronargefäße Herzvorderwand: Massive energetische Störung, bei Invertierung von Streptococcus haemolyticus Verbesserung um 86%.*

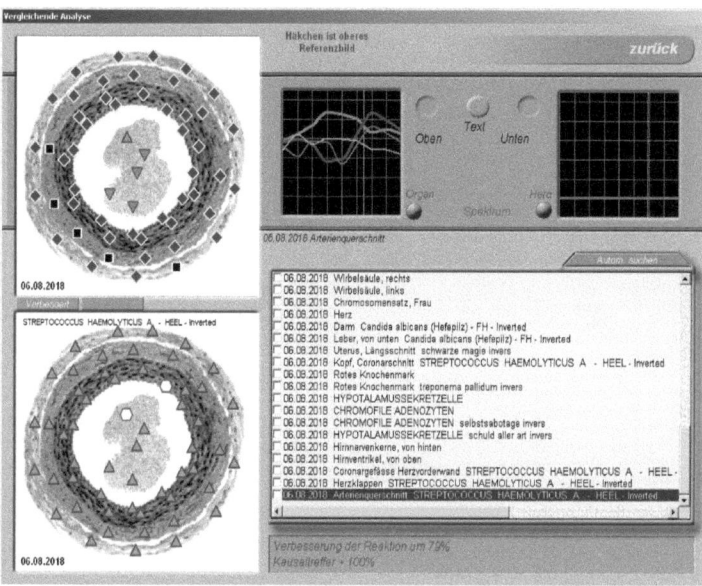

Abb. 112: *Arterienquerschnitt: Massive energetische Störung, bei Invertierung von Streptococcus haemolyticus Verbesserung um 79%.*

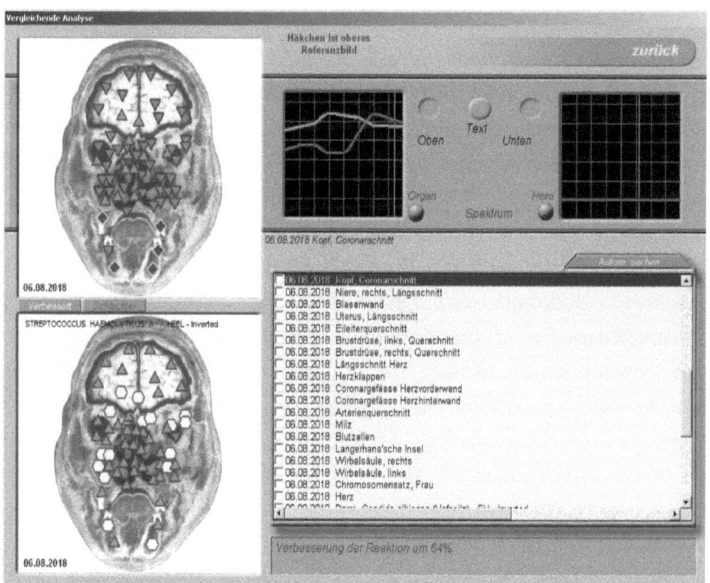

Abb. 113: *Kopf Coronarschnitt: Massive energetische Störung, bei Invertierung von Streptococcus haemolyticus Verbesserung um 64%.*

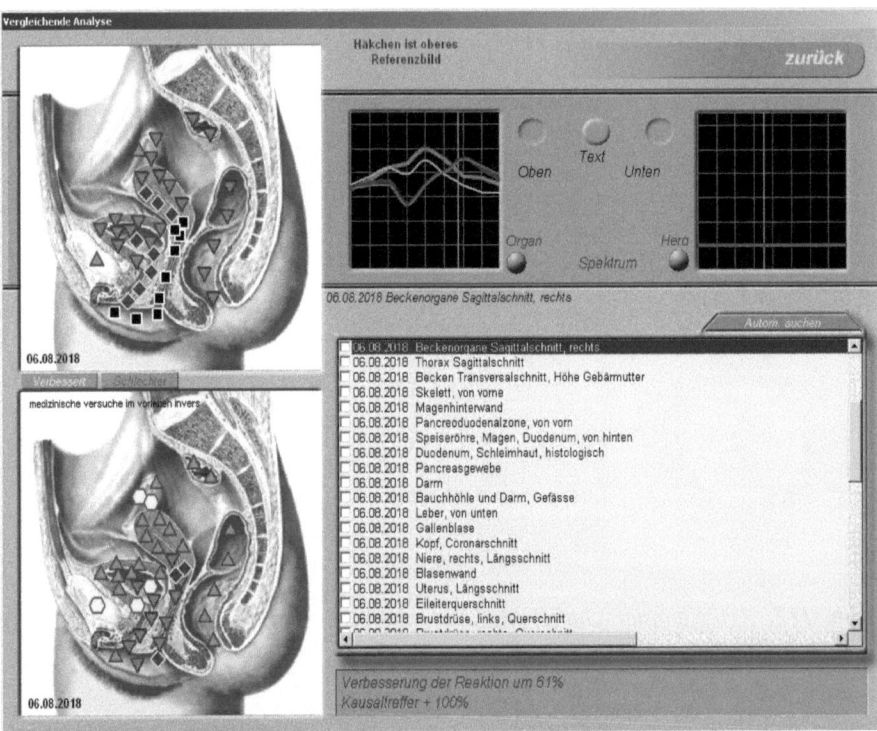

Abb. 114: *Beckenorgane Sagittalschnitt: Deutliche Resonanz auf der Harnblase bei Punktion der Abbildung im Anatomieatlas. Patientin berichtet über immer wiederkehrende Harnblasenentzündungen, für die bislang keinerlei schulmedizinischen Erklärungen gefunden werden konnten. In der NLS-Analyse zeigt sich eine deutliche energetische Störung, bei Invertierung von Medizinische Versuche im Vorleben kommt es zu einer Verbesserung des energetischen Befundes um 61%. Ganz offensichtlich findet sich ein Harnblasenkatheter in der Aura, der entsprechend fachgerecht gezogen wird. Danach ist die Resonanz im Rahmen der Nachtestung verschwunden. Typischerweise setzen sich Streptokokken an diesen energetisch geschwächten Stellen (loci minoris resistentiae) fest, was auch im vorliegenden Fall so ist. Durch Invertierung von Streptococcus haemolyticus kommt es zu einer Verbesserung des energetischen Befundes um 81%. Der Harnblasenkatheter bleibt unter allen möglichen Störungen durch Medizinische Versuche das einzig nachweisbare Symptom, weder finden sich Nasentamponaden, Trachealkanülen oder Magensonden.*

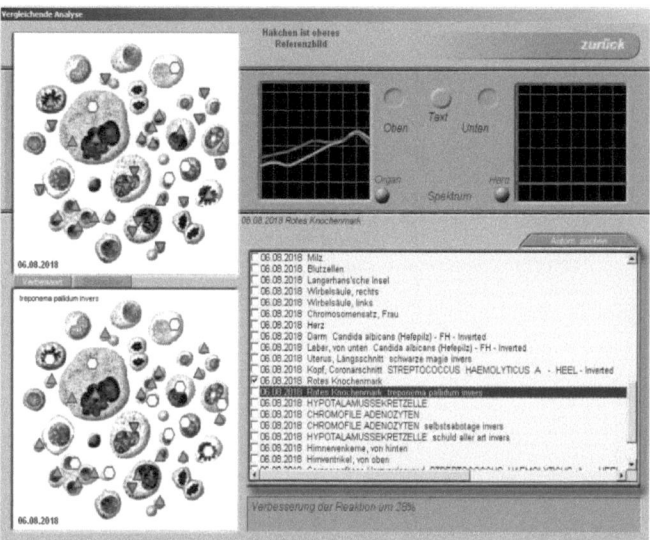

Abb. 115: *Rotes Knochenmark: Energetische Konstellation gut, jedoch bei In-vertierung von Treponema pallidum Verbesserung des energetischen Befundes um 38%. Die Störung gilt als kausal für den Fahrradunfall und weitere Unfälle, die die Patientin im Lauf ihres Lebens bereits erlitten hat.*

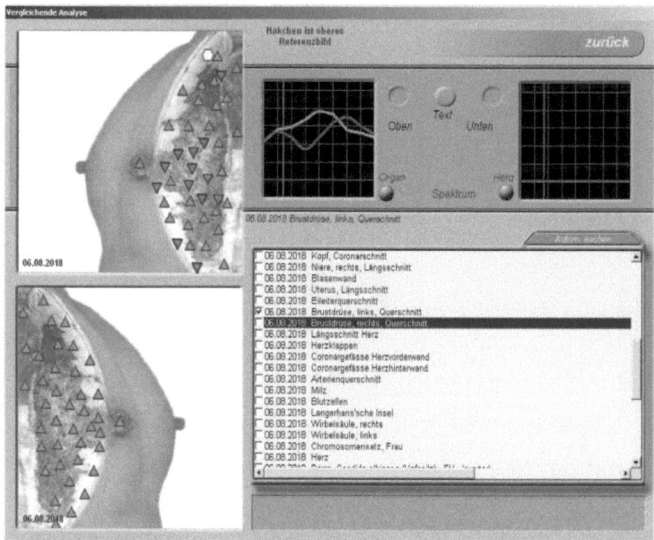

Abb. 116: *Brustdrüse links und rechts: Deutlicher Seitenunterschied zu Ungun-sten der linken Brustdrüse.*

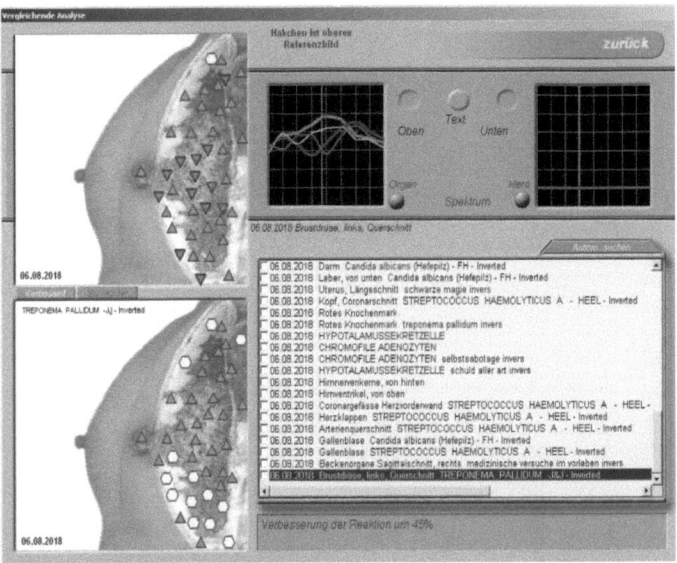

Abb. 117: *Brustdrüse links: Bei Invertierung von Treponema pallidum Verbesserung des energetischen Befundes um 45%.*

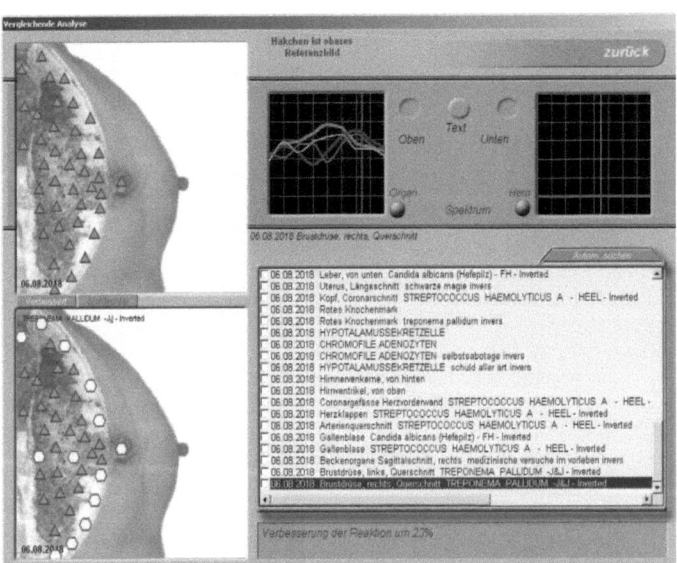

Abb. 118: *Brustdrüse rechts: Bei Invertierung von Treponema pallidum Verbesserung des energetischen Befundes um 23%, d.h. auch auf der rechten Brustdrüse besteht eine Belastung durch das Miasma von Treponema pallidum.*

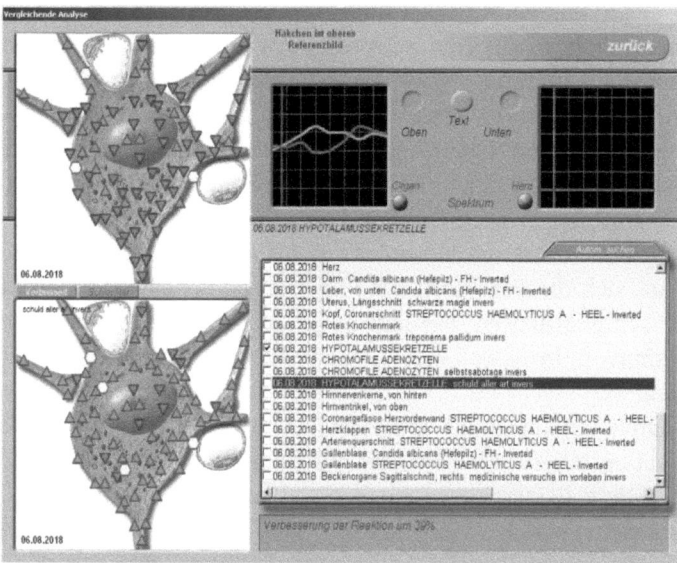

Abb. 119: *Hypothalamussekretzelle: Bei Invertierung von Schuld aller Art Verbesserung des energetischen Befundes um 39%.*

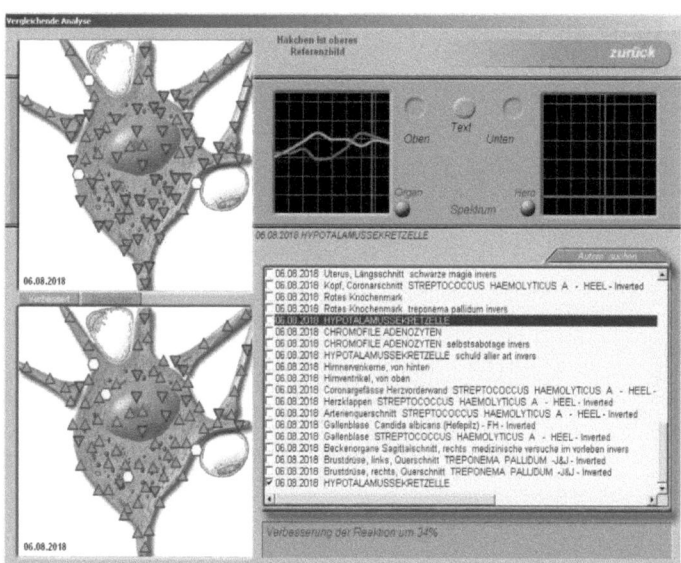

Abb. 120: *Hypothalamussekretzelle: Nach aurachirurgischer Auflösungsprozedur mit Urkunde und Auflösungsspruch hat sich der energetische Befund um 34% verbessert.*

Bewertung: Auch dieser Fall zeigt wieder einmal, wie wichtig es wäre, frühzeitig Screeninguntersuchungen auf Tumordispositionen durch das Miasma von Treponema pallidum durchzuführen. Nicht nur auf dem Roten Knochenmark, sondern auch bereits auf der entsprechenden Brust zeigen sich energetische Störungen, die nach entsprechender Latenz und unter Einwirkung von weiteren energetischen Belastungen, z.B. Schocks oder Stress, zu malignen Tumorerkrankungen führen. Die erheblichen energetischen Störungen durch Streptococcus haemolyticus werden homöopathisch behandelt, wobei hier das grundsätzliche Problem besteht, dass sich die Partner in der Regel durch Schleimhautkontakt immer wieder gegenseitig anstecken. Insofern ist in solchen Fällen immer eine Partnerbehandlung sinnvoll. Inwieweit sich die Scapula alata durch die aurachirurgische Behandlung verbessern lässt, bleibt offen. Die Erfahrung lehrt, dass Nervenstrukturen durch unfallbedingte Quetschungen oder gar Abrisse noch nach Jahren regenerationsfähig sind. Entscheidend ist es, die energetische Störung adäquat zu behandeln, wodurch die Patienten vielfach überraschend schnell entsprechende Verbesserungen der Nerven- und Muskelfunktionen erfahren. Nicht auszuschließen ist im vorliegenden Fall eine zusätzliche Nervenbelastung durch die Belastung mit Streptococcus haemolyticus auf Grund der durch die Bakterien produzierten Toxine, die bekanntlich neurotoxisch wirken. Werden die Bakterien homöopathisch ausgeleitet, so ergeben sich vielfach auch deutliche Verbesserungen der Nervenfunktionen.

Fehlende Lebensfreude

Anamnese: Die Patientin, 82 Jahre, kommt in die Praxis wegen ihrer reduzierten Lebensfreude. Seit langem quält sie eine massive Atemnot mit schweren Hustenanfällen, für die ihr Internist aber keine wirksame Behandlung findet. Das Problem bestehe seit der Jugend, damals hatte sie eine Lungentuberkulose im Krieg. Vom Internisten verordnete Spasmolytika funktionieren nicht. Vor 10 Jahren erlitt sie ein Bronchialcarcinom, das operiert wurde. Geraucht habe sie nie. Seit ebenfalls ihrer Jugend bestehe ein deutliches Übergewicht, mit dem Abnehmen hat es leider nie funktioniert. Aus psychischen Gründen esse sie auch viel Süßigkeiten. Dass sie mit Nachnamen „Runde" heiße, komplettiere die Sache noch. Dabei lächelt sie etwas gequält. Vom Internisten habe sie sage und schreibe 21 verschiedene Medikamente verschrieben bekommen, von denen sie aber nichts nimmt. Dabei lacht sie nun regelrecht ausgelassen.

Aurachirurgie: Wie bereits zu erwarten, besteht bei der Patientin eine deutliche energetische Störung auf den Lungen durch das Mycobacterium tuberculosis in der NLS-Analyse, in diesem Fall verursacht durch eine reale Lungentuberkulose in der Jugend. Zusätzlich findet sich noch die miasmatische Belastung durch Treponema pallidum auf der Lunge, was in Kombination mit der energetischen Störung durch die Tuberkulose als kausal für das Bronchialcarcinom gilt.

Bewertung: Interessant wird es, als ich die chromophilen Adenozyten und die Hypothalamussekretzelle analysiere: Hier zeigt sich eine erhebliche energetische Störung durch Schuld aller Art, insbesondere eine energetische Belastung durch die katholische Kirche. Daneben findet sich ein ausgeprägter Armuts- und Keuschheitsgelübde, jedoch kein Schweigegelübde. In beeindruckender Weise und für mich völlig überraschend berichtet die Patientin, dass sie in jungen Jahren tatsächlich für vier Jahre als Nonne im Kloster war. Sie habe jedoch nicht die Ordensweihe erhalten, weil sie vorher ausgetreten sei. Was die Patientin erzählt, ist beeindruckend: Sie habe sehr unter den Streitigkeiten zwischen den Nonnen untereinander gelitten. Die hätten sich immer gegenseitig angeklagt und angeschwärzt, wenn z.B. eine Nonne eine Tasse zerschmissen habe oder wenn eine nicht am Gang an der Wand entlang gegangen sei, sondern in der Mitte des Ganges. Der Spiritual, der männliche Leiter der Ordenseinrichtung, habe sie gemobbt und immer ihre Post weggesperrt. Daraufhin habe sie eine Beschwerde beim Bischof und das ganze sei dann bis nach Rom gegangen, weil sie nicht die einzige gewesen sei, die sich beschwert habe. Schließlich sei sogar ein Gesandter aus Rom gekommen, um die Sache zu klären. Er habe aber dann wohl mit dem Leiter des Klosters „einen getrunken" und man sei sich einig geworden. Daraufhin habe sie dann das Kloster enttäuscht verlassen. Dieser ungelöste seelische Konflikt schwelt seither und führte wohl letztlich zu der Problematik der malignen Erkrankung.

Über den Autor

Dr. med. Mathias Künlen.

Studium der Humanmedizin an der LMU in München.

Studium der Informatik an der Fachhochschule München.

Deutsches medizinisches Staatsexamen 1988.

US amerikanisches medizinisches Staatsexamen FMGEMS 1989.

Facharzt für Neurologie seit 1994.

Gründer und Vorstand der Softmark AG Grünwald, Softwareentwicklung im Bereich des Cognitive Computing.

Gründer des IFA Institut für Aurachirurgie AG, Fürstentum Liechtenstein.

Shotokan Karate 1. DAN im DKV Deutscher Karateverband.

Kyusho Jitsu 1. DAN im DKV Deutscher Karateverband.

Für eine Kontaktaufnahme schicken Sie bitte eine E-Mail an

info@aurachirurgie.me

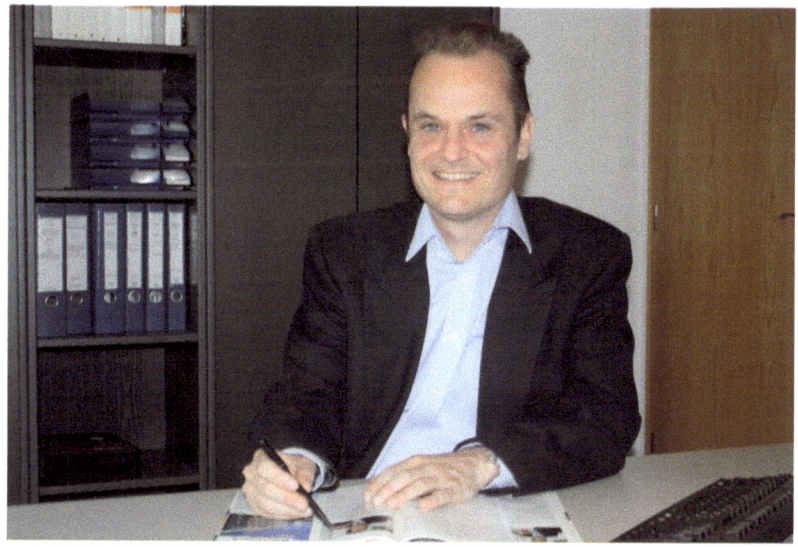

Index